DE LA CESTA DE LA COMPRA DEPENDE TU SALUD.

Aprende de forma sencilla y práctica que alimentos elegir en el supermercado para multiplicar tu vitalidad y gozar de una claridad mental sorprendente.

Luis Garre López

CONTENIDO

REGALO PARA LOS LECTORES

Querido lector antes de comenzar quiero agradecerte
la lectura de este libro regalándote mi ebook

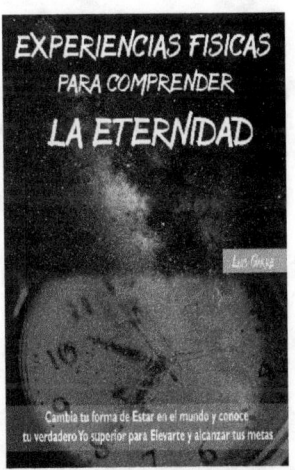

En la sociedad actual de las prisas y el estrés en la
que vivimos,
hemos perdido por completo la mágica conexión con
la madre naturaleza,
factor muy influyente para conseguir elevar el espíritu
hacia pensamientos
y reflexiones superiores.

En nuestro interior se encuentra
la luz espiritual que en realidad somos.

El verdadero reto es alcanzar el nivel
más elevado de nosotros mismos.

**Puedes descargarte este ebook gratuito haciendo
clic en el siguiente enlace o entrando desde tu
ordenador a la siguiente dirección:**
www.luisgarre.com/regalo

PREFACIO

Querido lector y ahora amigo: antes de iniciar este libro que estás a punto de leer, quiero ser muy claro y sincero contigo, soy una persona a la que le gusta ir de cara por la vida, para bien o para mal, es mi forma de ser y de comportarme ante el mundo, por eso mereces saber quien es "el individuo" que hay detrás de estas letras y de los valores que me dispongo a compartir. Por eso pretendo ser honesto y transparente contigo desde el principio.

No soy experto en nutrición ni hay en mi despacho ningún diploma acreditativo de tal logro, es más, no tengo despacho (nunca me gustó estar encerrado mucho tiempo entre cuatro paredes y menos para trabajar). No soy poseedor de ninguna verdad absoluta sobre alimentación. Siento decepcionarte si esperabas otra cosa al abrir el libro pero simplemente soy una persona normal que tiene el deporte como pasión y por asociación y complementación imprescindible desde mi forma de entenderlo, la buena alimentación. Tanto la actividad física como la alimentación saludable, son para mi un hábito diario y una filosofía de vida, pues considero que lo uno sin lo otro no es completo.

No, no soy experto acreditado, pero si te puedo decir algo que quizás juegue a mi favor para que comiences a creer un poco más en este libro y en los conocimientos que voy a compartir ahora contigo: llevo toda mi vida, ahora son 37 años, dedicándome al deporte y a la alimentación saludable como algo esencial para mí, por muchos motivos, pero tres de los más importantes son:

Primero porque me encanta la actividad física y la considero tan necesaria en mi vida como respirar, (me lo pide el cuerpo de forma casi innata y siento que me beneficia mental y físicamente). Segundo porque me gusta cuidarme y verme bien físicamente, ya sabes, la "fachada" que a todos nos gusta tener o intentar alcanzar, (digan lo que digan, a todos nos gusta vernos bien estéticamente, aunque algunos lo consigan y otros no tengan esa constancia y capacidad de sacrificio necesaria para lograrlo), tanto por bienestar y salud como por gustarme a mí mismo y poder gustar a los demás.

Todos queremos gustar, sería ir contra natura negarlo y como yo no soy hipócrita y me encanta seguir y fluir con las leyes naturales, lo afirmo sin duda y rotundamente, **nos gusta gustar a los demás**. Y como última razón y creo que **la más importante** de todas, porque considero que **a esta vida se viene a divertirse y a disfrutarla al máximo y tu cuerpo es el medio material y físico por el que lo vas a poder hacer, no te engañes, es así de claro.** Por esto decidí hace tiempo que **quiero vivir el máximo de años posibles y con la mejor salud que pueda mantener durante ese periodo de tiempo**, así que confía en mí, lo que voy a mostrarte **es lo que yo mismo hago con mi salud y mi vida** y con el mismo respeto, cariño y amor que me doy a mi mismo y les doy a mis seres queridos, voy a tratarte a ti a partir de ahora.

Has elegido este libro para dedicarle tu valioso tiempo y para eso voy **a enseñarte todo lo que he aprendido** en estos años sobre alimentación y nutrición, a mi manera, de forma autodidacta, estudiando y leyendo libros reconocidos de esta materia y llevando a la práctica todo lo aprendido con mi propio cuerpo, viendo los cambios físicos y mentales que puede hacer la alimentación en nuestro cuerpo, por todo eso y porque hoy me siento mas fuerte que nunca para emprender este libro contigo.

Gracias a esos hábitos alimenticios y físicos, me encuentro con la energía suficiente para enseñarte como hago la compra en el supermercado, algo que puede parecer rutinario o inofensivo, puede llegar a mermar nuestra salud o desencadenar en enfermedades más serias de lo que nos pensamos. Así que cesta en mano y pasillos llenos de alimentos al fondo, tú y yo vamos a elegir lo mejor que hay en él, lo más saludable que se encuentra en esas estanterías y te voy a explicar de forma sencilla y entendible para cualquier persona, qué alimentos son los que nos aportan y cuáles los que nos restan, igual que se lo digo a mis seres queridos, igual que me lo digo a mí mismo, ¿me acompañas ahora?...seguro que sí!!, vamos!!!

*El hombre que soy hoy es el resultado
de la fuerza de voluntad que poseo
para mantener mi corazón abierto
en las condiciones más oscuras...*

(tatuado en mi piel junto a mi corazón).

EMPEZANDO CON BUENA LETRA.
PORQUÉ ESCRIBO ESTE LIBRO.

Mi vida.

Desde muy pequeño ya sentía interés por el deporte. En mis primeras fotos (algunas en blanco y negro), me veo con un balón en la mano y una equipación de fútbol puesta encima la ropa de vestir. Era mi regalo de reyes cada diciembre: unas botas de fútbol, unos guantes de portero o cualquier uniforme deportivo acompañado de un balón que no solía durar redondo más de dos o tres semanas. Siempre ocurría algún accidente y el balón acababa hincado en algún pincho de hierro inoportuno o encima de alguna terraza inaccesible para los enanos. Mi infancia fue feliz y divertida, la recuerdo con nostalgia y a la vez con gran alegría. A día de hoy puedo decir bien alto que estoy muy agradecido a la vida y a mi familia por todo su cariño y por poder conservar en mi memoria para siempre esos felices recuerdos.

Crecí entre travesuras y risas en un barrio típico del casco antiguo de un pequeño pueblo, donde las puertas de las casas permanecían abiertas todo el día y podías entrar a cualquiera de ellas sin llamar. Me gustaba ir a buscar a mis amigos para hacer un equipo y marcharnos a las pistas de fútbol. Después de un rato jugando, podía surgir cualquier otro plan interesante, como por ejemplo, ir al río a tirar piedras al agua para ver como saltaban las ranas o escalar para buscar escondites entre las montañas cercanas. Nos encantaba investigar y descubrir "el mundo". Eran días felices, sin preocupaciones y llenos de vitalidad. Podías estar todo el día jugando y olvidarte de comer durante horas sin que nada ni nadie rompiera esa magia, hasta que una voz procedente de la casa de mis abuelos gritaba que ya era hora de comer.

Los días transcurrían llenos de vida, veloces, se encaminaban hacia la inevitable e inoportuna madurez.

Ya de adolescente continué mis estudios siguiendo la ley del mínimo esfuerzo y estudiando la noche de antes de los exámenes, (he de reconocerlo) y así seguía jugando al fútbol y saliendo a correr casi todos los días tanto en invierno como en verano, con lluvia o a pleno sol. Era una necesidad para mí y cuanto más me introducía en el mundo del deporte, más escuchaba hablar de tipos de alimentación para deportistas. Chicos mayores que yo o entrenadores con los que compartía actividades comentaban qué alimentos nos iban mejor y cuáles no. De esta forma empecé a entender desde muy pequeño la importancia de comer pasta antes del partido o arroz con pollo para poder dar lo máximo durante mis entrenos. Comenzaba a comprender la importancia de la alimentación para el buen rendimiento deportivo. Era casi una obsesión para mí. Sabía que alimentándome bien sería más fuerte físicamente y tendría más resistencia. Soñaba con llegar lejos en el deporte, en el fútbol, pero las temidas lesiones no me lo permitirían en el futuro, aunque yo aún no conocía ese destino.

Mi madre siempre introducía la verdura en mis platos de alguna u otra forma y conseguía mezclarla con otros alimentos más apetitosos para un niño. Así lograba que comiera nutrientes y vitaminas tan importantes para un chaval deportista en época de crecimiento. Como para cualquier niño, no era de mis preferencias favoritas ver hojas verdes entre mis platos. Aun así ella lograba sacarle un gran sabor a las comidas y acaba "enganchándome" a comer verduras casi sin saberlo. Mi madre siempre ha sido y sigue siendo una gran cocinera y la mejor madre que podría tener nunca. A **ti mamá** quiero que sepas que te estoy tan agradecido y que te debo todo lo que soy como persona, aunque nunca te lo diga, (*uno de mis muchos defectos es la falta de expresar más mis sentimientos, pero lo mantengo en secreto o lo mantenía*).

Sí!!, sé que es un gran defecto y trato de corregirlo y mejorar con los años pero también sé que no me lo tomas en cuenta. Mamá sabes que te quiero mucho.

De mi padre he heredado una buena genética física y la gran afición que tengo por el deporte. El ha sido y sigue siendo deportista a pesar de que tuvo una infancia dura y difícil para un crío de esa edad, ya que comenzó a trabajar demasiado joven en trabajos severos y muy físicos, a sus dieciséis años ya era un trabajador más del agotador oficio del mármol, no dejó de lado su interés por jugar al fútbol y consiguió ser un futbolista reconocido en la comarca por su habilidad con el balón y facilidad de regate. Le vi jugar cuando él ya casi terminaba su trayectoria deportiva. Recuerdo un partido en el que mi padre jugaba con los veteranos de mi pueblo y pude observar varios de sus regates y jugadas. Con sólo unos minutos viéndolo, fue suficiente para poder entender el por qué de su fama de habilidoso futbolista. De él aprendí a ser responsable, disciplinado y lo más importante, buena persona, sabes que te quiero **papá** y también te lo debo todo.

No tengo queja ninguna de cómo ha transcurrido mi vida hasta ahora. Si tuviera que morir ahora mismo, me seguiría sintiendo igual de agradecido con ella por todo lo que me ha dado. Sinceramente me siento afortunado. Tengo una gran familia, ahora también un gran amor del que he aprendido y aprendo a diario a ser mejor persona, y a la que quiero muchísimo (este libro también te lo dedico a tí, mi amor), tengo muy buenos amigos y por ahora buena salud para disfrutar de todo eso.

Por eso considero que ha llegado el momento de aportar a los demás todo lo que he aprendido y sigo aprendiendo. No quiero reservarme nada que pueda ayudar a la gente a ser o estar mejor en su vida, más sanos y contentos.

No puedo pedir más a mi vida y ahora cuando ya he superado el primer tercio de ella, sigo pensando que me queda lo mejor por vivir y pretendo aprovechar cada segundo que me regale el universo para avanzar como persona, crecer espiritualmente y aprender una de las mejores y más valiosa de las lecciones que considero que se pueden aprender en esta experiencia vital que estamos teniendo toda la humanidad. **El amor incondicional hacia todas las personas y cosas** es un gran reto, para mí **es el mayor de todos los retos posibles** y creo que merece la pena intentarlo y disfrutar del camino hacia la **excelencia del alma.**

Para terminar la presentación, sólo me queda decirte a lo que me dedico. Soy policía y mi trabajo me permite seguir disfrutando de la vida que deseo. Sigo siendo un **loco del deporte.** Mis semanas transcurren entre **zapatillas de correr, caminos y cuestas de montaña en la sierra, pedales, ruedas de bicicleta y pesas o mancuernas.**

Me motiva tener en forma la mente al igual que el cuerpo y para ello hago a diario técnicas de meditación y relajación mental. El control de la mente para que juegue en nuestro beneficio es otro gran reto al que debemos tratar de acercarnos todo lo posible.

Intento mantener un **equilibrio emocional** y realizo ejercicios para conseguirlo a pesar de cualquiera de las circunstancias que puedan aparecer en mi vida. Me interesa muchísimo **el plano espiritual** que todos tenemos dentro y me encantan los libros de **crecimiento espiritual y personal.** Mis objetivos están bien definidos. Sólo **pretendo ser feliz con la gente que quiero y vivir la vida lo más intensamente y plena posible.** Deseo viajar mucho más de lo que he podido hacerlo hasta ahora y anhelo conocer gente interesante por ahí, en cualquier rincón del maravilloso mundo en el que tenemos la gran fortuna de vivir. Soy un buscador de buenas conversaciones y momentos que me enriquezcan y me enseñen.

Actualmente comparto mi vida con mi amor, una gran persona a la que amo y con la que soy muy feliz. Además entre nosotros se encuentra una pequeña ladradora de cuatro patas y de pelaje blanco como la nieve de nombre **Nóa.** Nuestra perra practica a diario **el amor incondicional** que yo persigo. Cada segundo de su vida es un ejemplo de entrega y cariño constante, bien lo sabe su lengua que es como un chicle con pilas alcalina que nunca se cansa de dar besos, para ti también va este libro loca Nóa!!. Juntos hacemos una gran familia, mi familia.

Soy agua y bebo agua,
me cuido porque me quiero,
no me reconforta ver que negocian con mi salud y
que lo demás no importa.
Cuida lo que metes en tu cuerpo.

NACH (Anticuerpos)

EN LA ENTRADA DEL SUPERMERCADO. PREPÁRATE PARA ESQUIVAR EL PELIGRO.

Antes de pasar a comprar quiero decirte algo. **Este libro está pensado y escrito para cualquier persona y con cualquier afición o interés.** No es un libro centrado y dedicado a deportistas o cualquier otro tipo de colectivo. **Es un libro para personas**, **PARA TODAS**, pues la buena alimentación tiene que ser algo universal y preferente en nuestras vidas. Basta ya de encasillar a quien come bien o a quien no lo hace. Todos debemos de comer mejor. Nuestras vidas dependen de ello. Diciéndote esto no pretendo atemorizarte ni exagerarte, sólo intento que le des a la alimentación la importancia que realmente merece. Hoy por suerte tenemos más que nunca **suficientes argumentos científicos y médicos** para entender que la buena o mala alimentación es la principal causa de nuestro estado de salud a medio y largo plazo. Atesoramos bases científicas y médicas incuestionables al respecto, hechos probados por los estudiosos de estas materias que ya están consagrados. Así que vamos a tomarnos en serio y de una vez **nuestra alimentación**, al fin y al cabo, **nadie quiere ver mermar su salud ni su vitalidad** y como dicen ya todos los médicos, "para luchar contra la enfermedad, **no hay mejor medicina que la prevención**".

Comer bien no es ningún sacrificio, te lo aseguro. Puedes comer casi de todo y si eres de los que te gusta comer (*a mi me encanta*), quiero que sepas que puedes comer muchísimo más que si comes alimentos sin nutrientes o perjudiciales. Me gustaría desterrar de una vez por todas esa tontería humana generalizada que dice que hay que disfrutar la vida, y la forma de hacerlo es no estar pensando si lo que comemos nos hace bien o mal. Disfrutar la vida no es comer lo que sea sólo por que su sabor sea apetitoso. Podemos comer tanto o más sabroso aún pero de una forma más saludable y beneficiosa para nuestro organismo y así poder **disfrutar de verdad la vida**. Hoy en día hay toda una gama de postres y caprichos saludables que te puedes permitir y regocijar más que si comieras ese bollo industrial de harina refinada y cargado de conservantes y grasas saturadas que puedes ver en tantos expositores y que ya sabemos que no nos va a aportar nada bueno dentro de nuestro organismo.

Disfrutar comiendo no es hincharse a hamburguesas precocinadas que pasados unos minutos van a menguar nuestra capacidad física y mental hasta el punto que ni siquiera te vas a dar cuenta. Para el que tiene este hábito, está tan acostumbrado a esos efectos de los alimentos insanos, que lo considera normal. Te aseguro que no merece la pena. Cuando empieces a comer **sin azúcares y sin harinas refinadas**, vas a notar en tu organismo un **aumento increíble de energía, salud y bienestar** que te van a permitir **hacer y emprender cualquier objetivo o meta que te propongas en tu vida** con una **claridad mental** que desconocías hasta ahora. Esa fortaleza y vitalidad es la que le vas a regalar a tus seres queridos, porque el objetivo de todo esto sólo es uno, **vivir para disfrutar inteligentemente de una vida de calidad para ti y los tuyos.**

Tengo un carro vacío esperando y voy a llenarlo contigo. Quiero que entiendas que **no todo lo que ves en el supermercado es bueno o saludable** por el simple hecho de que se encuentre allí. En la actualidad la industria alimenticia es un gran negocio y el dinero, como todo en la vida, prima sobre muchos de los productos que puedes ver en sus estanterías. Por desgracia, demasiados fabricantes de alimentos conocen el poder adictivo de algunos de los ingredientes que se encuentran en sus productos y lo utilizan a su favor sólo pensando en vender y ganar dinero.
Como ya sabes, el azúcar y muchos otros ingredientes que se venden en nuestros supermercados, pueden causar adición en el cuerpo humano, provocando que cada cierto intervalo de tiempo busques saciarla con la ingesta de más cantidad de esos "venenos" que hay esperando a ser devorados por ignorantes personas que desconocen sus fatales consecuencias.

El cuerpo humano tiene sus debilidades y con ellas juegan algunos fabricantes.

De todos es sabido **los poderes adictivos del azúcar y de las harinas refinadas** que se encuentran en muchos alimentos que se consumen a diario, por eso me gustaría que entremos al súper con una **visión crítica** y sin aceptar todo lo que veamos en él. **Con nuestra salud no van a negociar** y para eso he escrito este libro y quiero acompañarte a hacer la compra. **El supermercado puede llegar a ser un campo de minas para tu salud** y con este libro **te voy a explicar como esquivarlas**, adelante!!

La primera riqueza es la salud.

Emerson

Poeta.

ANTES DE LLENAR LA CESTA.
LLÉNATE DE CONOCIMIENTO.

En este libro vamos a analizar **casi todos los productos que puedes encontrarte en un gran supermercado de alimentación**, destacando los más consumidos y de primera necesidad, pero examinando todas las secciones y sus variedades, así como los principales beneficios de estos alimentos expuestos para su venta.

Voy a hablarte **muy claro** para que no haya ningún tipo de confusión, sin entrar en tecnicismos o palabras que puedan confundirte por su complejidad. No voy a profundizar en temas nutricionales muy complejos, todo va a ser **entendible** y **fácil**. Se trata de que sepas, por ejemplo, que tipo de carne elegir entre las que puedes encontrar en la sección de carnicería y sus principales beneficios para nuestra salud.

Pretendo que cuando termines el libro y hagas tu primera compra, casi de forma automática **elijas bien**

tus alimentos y compruebes que no es nada complejo saber comprar y comer de forma inteligente y práctica en la búsqueda de tu beneficio personal y el de tus seres queridos.

Consejo número uno: **Tenemos que saber entender la etiqueta nutricional que se encuentra en cada alimento que compremos.**

Cuando tengamos dudas del **valor nutricional** del alimento que queremos echar a la cesta, la etiqueta será nuestra gran aliada para decidir si se queda en el expositor o si se viene a casa con nosotros. Sé que puede dar pereza ponerse a leer la etiqueta o que pienses que no es importante hacerlo. Pero te digo desde ya, que **gracias a esa etiqueta, podemos saber qué ingredientes componen el producto que tenemos en la mano y qué valores nutricionales posee.** Esa es la información más importante a la hora de elegir el alimento en cuestión. Comprenderla servirá para comparar alimentos aparentemente iguales entre sí e identificar sus diferencias nutricionales. Por ejemplo, dos cajas de cereales de trigo integral de distinta marca, que a primera vista te pueden parecer iguales, sabiendo entender sus etiquetas nutricionales, puede que no lo sean. Quizás una de ellas pueda tener unos ingredientes distintos o más perjudiciales o incluso mayor cantidad de azúcares. Por este motivo **la lectura de la etiqueta nutricional es fundamental para aprender a elegir cualquier producto del supermercado y tenemos que saber comprenderla**. Más adelante te hablaré de ella y te la explicaré lo más fácil posible para que sepas leerla cada vez que tengas dudas entre dos productos aparentemente iguales.
Ni todas las grasas son malas ni todas buenas. Existen cantidad de grasas, las **saturadas, monoinsaturadas**

y polinsaturadas, (estas dos últimas las más saludables, siendo las saturadas las más perjudiciales para nuestro organismo). Entre las saturadas tenemos las grasas trans o grasas transgénicas que recientes estudios de la OMS (Organización Mundial de la Salud) señalan como las responsables de varios tipos de cáncer.

La información nutricional de los alimentos nos mostrará las cantidades de grasas, hidratos y proteínas que tiene cada alimento, así como la cantidad de azúcares. Todo eso lo encontraremos en esa valiosa etiqueta, por lo tanto debemos de poner esfuerzo en comparar las etiquetas cuando tengamos dos productos iguales en la mano o simplemente queramos saber que cantidad de cada nutriente tiene el alimento en cuestión, así como los diferentes ingredientes que incluye. Al principio serán unos minutos más haciendo la compra, pero te aseguro que merecerá la pena y más adelante no necesitarás ya ni siquiera mirar la etiqueta, porque sabrás y entenderás de forma automática qué producto escoger y cuál no, esto es como todo, al principio hay que dedicarle un poco de esfuerzo y tiempo y luego viene "rodado". Como te he explicado, la etiqueta nos proporciona la información necesaria para saber que beneficios o perjuicios tiene cada alimento.

En los ingredientes podemos saber si se encuentran aditivos químicos (los cuales son poco aconsejables para nuestra salud), conservantes o cualquier ingrediente que conozcamos de ante mano que es perjudicial para la salud, así como la cantidad exacta de grasas, hidratos y proteínas.

Quizás te puede parecer confuso si no tienes mucha experiencia y nunca te has parado a observar la etiqueta o si desconoces muchos de los conocimientos que vas a adquirir leyendo este libro. Pero tranquilo, porque lo he elaborado con la intención de que aprendas de una manera muy sencilla a discriminar alimentos y seleccionar los mejores. Te garantizo que no te hará falta ser un experto en nutrición para conocer donde está el mejor alimento para ti el súper.

INFORMACIÓN NUTRICIONAL

	Valores medios por 100g de producto	Valores medios por 21g de producto*
Valor energético:	2204 kJ (529 kcal)	463 kJ (111 kcal)
Proteínas:	5,8 g	1,2 g
Hidratos de carbono:	48 g	10 g
de los cuales azúcares:	45 g	9,5 g
Grasas de las cuales:	33 g	6,9 g
Saturadas:	20 g	4,2 g
Monoinsaturadas:	2,0 g	0,4 g
Poliinsaturadas:	0,2 g	0,04 g
Fibra alimentaria:	8,5 g	1,8 g
Sodio:	0,003 g	0,001 g

*21g de producto corresponden aproximadamente a 4 onzas

Ingredientes:

Harina de trigo integral*, harina de trigo*,
concentrado de manzana*(22%), aceite de girasol*,
agua, sal marina, bicarbonato sódico y canela*.
(*)= Ingredientes de Cultivo Ecológico
Contiene gluten de trigo.
Contiene azúcares naturalmente presentes.

Aquí te enseño ejemplos de las dos etiquetas que encontrarás en cada uno de los productos, la primera es la de información nutricional y la segunda la de los ingredientes que contiene el alimento.

> El hombre saludable es el hombre delgado.
> Pero no necesitas pasar hambre.
> Elimina las harinas, almidones y azúcares, eso es todo
> Anónimo.

POR SECCIONES. TE VOY A MOSTRAR TODO LO QUE HAY EN EL SUPERMERCADO.

Voy a ir explicándote **sección por sección** y a la misma vez, te iré diciendo **donde están los mejores alimentos** de cada una, contándote por qué es mejor ese que el que está a su lado y porqué debes cogerlo.

Lo vas a entender muy fácil con cuatro conceptos básicos que te iré indicando, ya que para casi todos los productos se aplican las mismas reglas y son siempre iguales: **prioridad para cualquier producto orgánico y natural** (cualquier fruta, verdura, pescado fresco o carne fresca); **prioridad para cualquier producto sin aditivos o conservantes químicos;** y por supuesto vamos a **aprender a comer sin azúcares**, (altamente perjudicial para nuestra salud y con escaso valor nutricional). Esto no quiere decir que no vamos a poder comer dulce. Existen gran variedad de posibilidades **(la miel natural y la stevia son las estrellas de nuestros dulces sueños apetitosos)**.

Vamos a eliminar la mayor parte de las grasas saturadas de nuestra alimentación, ya que no nos aportan nada bueno y vamos a elegir los mejores hidratos de carbono (pan, arroz, pasta y harinas integrales) y las mejores grasas saludables que tenemos a nuestro alcance en el supermercado (pescados, alguna fruta como el aguacate y frutos secos como las nueces y las almendras naturales sin aditivos ni condimentos).

Y todo esto **sin que tengas que ser un experto en nutrición** ni nada que se le parezca. Será de forma fácil y entendible para ti, tengas o no conocimientos sobre alimentación o nutrición.

Nuestra alimentación tiene que ser equilibrada como ya habrás escuchado miles de veces, esto quiere decir que debemos comer hidratos, proteínas y grasas, sin dejar de lado ninguno de estos nutrientes esenciales.

Los supermercados están diseñados de una manera muy específica y parecida entre ellos. Si tomamos un rectángulo como planta básica de un supermercado cualquiera, en su parte más externa o perimetral se suelen encontrar las secciones de frutas, verduras, pescados, carnes y neveras o frío. Ésta es la parte orgánica del supermercado. El 80% de nuestra alimentación debería estar basada en este tipo de alimentos: verduras, frutas, pescados y carnes frescas, junto con los huevos y algunas bebidas vegetales, deben de ser la base de nuestra dieta. En las partes internas del súper tenemos todo lo empaquetado y envasado (no orgánico), donde también podemos encontrar gran variedad de productos saludables para nuestra alimentación y otros totalmente prohibidos que más adelante os iré especificando. Pero ahora, empecemos de una vez!!

Fruta y camino diario, para ser un centenario.
Refrán antiguo.

FRUTA. GRACIAS POR EXISTIR.

Me resulta bastante sencillo explicar esto y quiero ser muy claro,!! **HAY QUE COMER FRUTA TODOS LOS DIAS¡¡**, así de sencillo.

Lo habrás escuchado muchas veces y desde todos los medios posibles, pero debe de ser una gran verdad en tu dieta, por lo tanto a comprar fruta se ha dicho!!, Cualquier tipo de fruta es buena. No conozco fruta perjudicial para la salud siempre que sea fresca y no tengas ningún tipo de alergia o prescripción médica.

Mi consejo es que escojas siempre la **fruta de temporada** porque seguir los pasos que marca la naturaleza es la mejor opción en la vida, y en la alimentación también lo es.

Escoge fruta del tiempo, la que te guste, pero come fruta, **de tres a cuatro piezas al día**, necesitamos sus nutrientes sus minerales y vitaminas.

Las propiedades y beneficios generales de las frutas son los siguientes:

- En todos los estudios sobre la salud humana se ha encontrado una alta correlación entre el elevado consumo de frutas y la baja incidencia de enfermedades. Desde el punto de vista de las vitaminas que contienen son muy importantes porque **más de la mitad de la vitamina A y prácticamente toda la vitamina C que necesitamos, la proporcionan las frutas.**

- **El agua, las vitaminas, antioxidantes, los minerales, las enzimas y la fibra** que contiene la **fruta** nos ayuda a hidratar, depurar y vitalizar nuestro organismo. Tienen un bajo contenido en calorías y carecen de colesterol.

- Las **frutas** tienen la ventaja de que se comen crudas, por lo que se aprovechan todos sus nutrientes. Su gran contenido en vitaminas, minerales, oligoelementos y nutrientes, ayudan a regular nuestro sistema inmunitario. Tienen propiedades **desintoxicantes** y estimulan la función hepática y renal, ayudan a mejorar la pereza intestinal gracias a su contenido en fibra.

Hoy se sabe que el proceso de envejecimiento así como la aparición de algunas enfermedades, se debe al efecto de los "radicales libres". Es decir, a ciertas partículas que oxidan nuestras células. Tienen un cometido útil en el caso de que nuestro organismo deba luchar contra las bacterias, pero en contrapartida son responsables del endurecimiento de nuestras arterias (arteriosclerosis). Podemos combatir los radicales libres recurriendo a una alimentación rica en **verduras** y **frutas frescas**, **aceite de oliva** y el **vino tinto** con **moderación**. Juegan un papel vital limpiando y eliminando los radicales libres

No te voy a pedir que elijas una u otra fruta, pues todas son buenas y hacen su función en nuestro organismo. Poseen grandes y variados beneficios así que dale la bienvenida a nuestras vidas a las **manzanas, plátanos, naranjas, kiwi, piña, papaya, coco**, etc...

COMPRA FRUTA!!, ES NECESARIA E IMPRESCINDIBLE EN TU ALIMENTACIÓN.

Los **cítricos** son altamente recomendables. Un **zumo de limón** recién escurrido en ayunas por las mañanas es oro para todo tu cuerpo.

Las **naranjas** y su vitamina C harán que tu sistema inmunológico esté a prueba de bombas, siendo esta vitamina uno de los mejores antioxidantes que existen.

Yo tomo **zumo de limón** por las mañanas, antes de desayunar, es lo primero que bebo, junto con un buen vaso de agua.

Es recomendable variar las **frutas** y tomar unas tres o cuatro piezas al día.

La piña y la papaya son junto a la **manzana** y el **kiwi**, de mis favoritas. **Ayudan al proceso digestivo** diario porque están cargadas de **encimas digestivas**, así que si quieres tener buenas digestiones, consúmelas de forma habitual.

Por último y para acabar con las frutas, te recomiendo que las tomes **separadas de las comidas principales**, es decir, entre horas y con el **estomago vacío**, sin estar tu estómago en el proceso de la digestión pues sus nutrientes se asimilan mucho mejor y no perjudican la digestión de otros alimentos.

Tómalas con la piel, pues en ella se encuentra mucha **fibra** importante para limpiar tu aparato digestivo de toxinas perjudiciales para la salud. Las frutas contienen **fructosa,** podríamos denominarla como su azúcar natural, y **van geniales para después o entre la actividad física deportiva.**

Recordatorio:

Puedes comer cualquier fruta que te guste, aprende a comerla a diario, aprovéchate de la naturaleza y **elige la fruta del tiempo** pues la naturaleza siempre será más sabia que nosotros. Sigue sus consejos.

Por sus altos valores nutricionales destaco entre todas las frutas **la manzana, el kiwi, la piña, la naranja, el plátano y el limón,** pero te recuerdo que **cualquier fruta te puede aportar nutrientes y salud**

Que tu alimento sea tu medicina...

Hipócrates.

VERDURA. EL ORO VERDE.

Podríamos llamarle a esta la **sección "estrella"** de la salud alimenticia por sus grandes beneficios y por la importancia de comerla a diario. Me interesa mucho hablarte de verduras.

A las verduras quizás les debamos mucho, muchísimo más de lo que nos imaginamos. Ni que decir tiene que nuestra especie debería de ser especialmente vegetariana para conservar mejor la salud con la que venimos a este mundo. Cada vez son más las personas que se dan cuenta de sus beneficios y se ponen manos a la obra.

Los restaurantes de comida vegana están en pleno auge hoy en día (por si estás pensando en emprender un negocio que irá a más a corto y medio plazo).

Las verduras son **imprescindibles para nuestra salud.** Todas las verduras y hortalizas tienen propiedades **nutritivas** y **terapéuticas** en función de su particular contenido en vitaminas y minerales. Al igual que las frutas, sus vitaminas y antioxidantes nos protegen de enfermedades y nos aportan muchos micronutrientes que actúan sinérgicamente como antioxidantes y a la vez nos protegen de varias enfermedades crónicas tanto cardiovasculares como del cáncer (cáncer de próstata, cáncer de colon). Igualmente ayudan a mantener la salud de tejidos como piel y mucosas del cuerpo.

Las verduras nos aportan hidratos de carbono de absorción lenta y fibra dietética.

Una de sus principales cualidades en el cuerpo es la **desintoxicación del organismo**.

Los especialistas de la nutrición saludable insisten y no se cansan de decirlo; "**Comer verdura puede que esté salvando muchísimas vidas en todo el planeta**". Así que voy a recomendarte con todas mis fuerzas que llenes tu carro de la compra de verdura. La puedes acompañar o mezclar en tus comidas junto con legumbres, carnes o pescados y tendrás fibra, minerales, vitaminas y te ayudará a que no se acumulen toxinas en tu aparato digestivo así como las temibles grasas perjudiciales.

Consume también ensaladas. Ya no hay excusa para decir que no tienes tiempo para ponerte a hacerlas. Puedes encontrar en cualquier establecimiento de alimentación bolsas de ensaladas ya cortadas y preparadas para consumir, sólo necesitas abrirlas y mezclarlas con un tomate, pepino, pimiento, frutos secos, espárragos, zanahoria cruda, etc... y en pocos minutos tienes una ensalada lista para tomar.

Canónigos, cogollos, endibia, brotes... hay gran variedad de "hojas verdes" y todas son fantásticas para tu salud. Te recomiendo los que te acabo de nombrar por delante de la **lechuga tradicional** (un alimento sobrevalorado y con escaso valor nutricional). Por si lo desconoces te diré que la lechuga en el interior del estómago puede producir gases e hinchazón abdominal, digamos que mezclada con los ácidos estomacales, no es bien recibida. Por lo que a la hora de elegir decántate por los primeros que te dije para tus ensaladas antes que por la lechuga.

No soy partidario de las bolsas de ensalada que contienen ya todo mezclado, me refiero a las que vienen con el pollo cortado, el tomate, queso, aceitunas, etc..., prefiero la bolsa con los brotes y hojas a la que nosotros mismo podemos añadir el resto de ingredientes a nuestro gusto. De esta manera nuestra ensalada estará compuesta por ingredientes recién cortados que no han sufrido ningún proceso oxidativo, ya que por mucho que estén envasadas al vacío, las ensadas 'pre-elaboradas' contiene alimentos que ya han estado expuestos al aire antes de introducirlos y no es del todo recomendable para su consumo.

Tenemos gran variedad de verduras a nuestra disposición y no conozco ninguna que sea contraproducente consumirla, así que te las recomiendo todas. **El ajo** (en ayunas un diente de ajo hace milagros para tu salud), **la cebolla o la patata.** Esta última te la recomiendo pero hay que tener en cuenta algunas cuestiones como comerla cocida o al horno y con piel, nunca frita (es uno de los peores alimentos que existen si se fríe, porque sus calorías se multiplican por mucho y las grasas se saturan convirtiéndose en perjudiciales para tu salud.

Hablando de comidas insanas, desde mi humilde opinión **quedan prohibidas para la alimentación saludable las bolsas de patatas fritas tipo snack, son uno de los alimentos que más grasa saturada pueden tener de todo el supermercado (14 gramos de grasa insana o saturada por cada 100 gramos de cantidad de patatas).** Así que a no ser que estés en el desierto sin nada que echarte a la boca y sólo te quede una bolsa de patatas en tu mochila, no te las recomiendo y es más, ni en esa extrema situación creo que te puedan ayudar demasiado.

Las bolsas de patatas fritas son uno de los **alimentos prohibidos** que te enseñaré cuando avances el libro en el apartado de alimentos prohibidos del supermercado. Pero ahora hablemos mejor de alimentos muy sanos.

El boniato es un gran alimento. Cocido o al horno será un gran acompañante para tus comidas. Contiene **poca grasa**, **vitaminas A, B y C** y gran variedad de **minerales.** Aprovéchate cuando sea su tiempo y consúmelo todo lo que te apetezca pues tiene mucha fibra, posee propiedades preventivas contra algunas enfermedades relacionadas con el sistema cardiovascular y algunos tipos de cáncer. Así que ya sabes, boniatos a tu cesta!.

Otras grandes verduras son el **calabacín, la berenjena, el pimiento, el apio, el brócoli, los espárragos frescos o la coliflor**. Cualquiera de estas verduras son buenas y muy recomendable para su consumo. Acostúmbrate a comerlas. Para las cenas las verduras son perfectas. Yo te recomiendo que estén presentes en casi todas tus comidas como acompañamiento. Cocínalas a tu gusto, a la plancha, al horno o al vapor. Busca recetas por Internet si te faltan ideas pero compra verduras, estarás dando a tu cuerpo años y calidad de vida.

Destaco entre todas las verduras el **BRÓCOLI** como **alimento ideal**, ya que sus propiedades son interminables: **vitamina C**, rico en **vitamina K, vitaminas del complejo B, vitamina A, hierro, magnesio, zinc, cromo, cobre, potasio, fósforo, proteína, fibra y fito-nutrientes** y ... podría seguir todo el día. Sus propiedades son increíbles: **disminuye el riesgo de desarrollar diabetes, enfermedades del corazón y ciertos tipos de cáncer**. Consume **brócoli** sí o sí, busca la mejor forma de cocinarlo, al vapor o hervido, pero hazlo porque los tuyos te lo van a agradecer tanto como lo harás tu a ti mism@.

Cualquier verdura que compres es bienvenida a tu vida. Todas suman así que elige **verduras variadas** y aprovéchate de todas las propiedades que poseen. Compra las de temporada pero consume toda la variedad que tengas disponible, puedes llenar la nevera de verde si quieres.

Los champiñones y las setas frescas, las judías verdes, los tomates y todas sus variedades, los pimientos (ricos en vitamina C) con estos últimos te recomiendo que los consumas crudos la mayor parte de veces, así obtendrás mayor cantidad de vitaminas que al cocinarlos. Al cocinar los pimientos perderán nutrientes y vitaminas.

Para tus ensaladas no te olvides de los **pepinos** y la **zanahoria**, grandes alimentos disponibles para nuestra salud. En el caso de la zanahoria cuando se toma **cruda** y sin pasar por ningún proceso de cocinado conserva todos sus nutrientes mejor y adquieres el cien por cien de sus propiedades. Al cocinarla pierde gran parte de su potencial nutritivo y sube su índice glucémico, haciendo que se generen picos de insulina en tu organismo, los cuales no son recomendables para la salud.

Antes de seguir quiero explicarte un poco más a fondo que es el índice glucémico, ya que lo vas a leer varias veces a lo largo del libro y considero necesario que lo entiendas.

A groso modo podríamos decir que el índice glucémico mide el aumento rápido del nivel de glucosa en sangre. Cuando se produce este aumento debido al consumo de un alimento con alto índice glucémico, nuestro cuerpo segrega insulina en grandes cantidades, pero como las células no pueden quemar adecuadamente toda la glucosa que lleva ese alimento, el metabolismo de las grasas se activa y comienza a transformarla en grasa. Estas grasas se almacenan en las células del tejido adiposo.

Nuestro código genético está programado de esta manera para permitirnos sobrevivir mejor a los periodos de escasez de alimentos.

En una sociedad como la nuestra, en la que nunca llega el periodo de hambruna posterior al atracón, todas las reservas grasas se quedan sin utilizar y nos volvemos obesos.

Posteriormente, toda esa insulina que hemos segregado consigue que el azúcar abandone la corriente sanguínea y, dos o tres horas después, el azúcar en sangre cae por debajo de lo normal y pasamos a un estado de hipoglucemia. Cuando esto sucede, el funcionamiento de nuestro cuerpo y el de nuestra cabeza no está a la par y sentimos la necesidad de devorar más alimentos. Si volvemos a comer más carbohidratos o hidratos de carbono para calmar la sensación de hambre ocasionada por la rápida bajada de la glucosa, volvemos a segregar otra gran dosis de insulina, y así entramos en un círculo vicioso que se repetirá una y otra vez cada pocas horas.

Recordatorio:

La **verdura** al igual que la **fruta** debe de ser la **BASE DE NUESTRA ALIMENTACION DIARIA**. Las dos son **pilares fundamentales** para proteger nuestra salud. Experimenta con distintas formas de cocinarlas y busca recetas para variar la forma de consumirlas. Mézclalas en tortillas, revueltos variados y platos con arroz o pasta. Acostúmbrate a tomarlas todos los días.

Te recomiendo cualquier tipo de verdura y entre todas destaco **el brócoli, los pimientos, la cebolla y el ajo, los espárragos, el calabacín, champiñones y la berenjena.**

Sabor de amor, todo me sabe a ti

comerte seria un placer

porque nada, me gusta más que tu...

Danza invisible.

ARROZ, LEGUMBRES Y PASTA. LA FUENTE DE ENERGÍA MÁS VALIOSA.

El arroz es considerado un **superalimento.** En Japón y China es consumido en casi todas las comidas y te invito a que compruebes la longevidad de las personas de estas culturas orientales. Actúa como combustible para el cuerpo y ayuda en el funcionamiento normal del cerebro. Las vitaminas, minerales y los diversos componentes orgánicos que posee aumentan el funcionamiento y la actividad metabólica de todos los órganos, lo que aumenta aún más los niveles de energía en el cuerpo.

El **arroz** es la gran reserva energética para realizar tus actividades físicas diarias, para los deportistas es imprescindible, sencillamente imprescindible para su rendimiento físico.

Beneficios del arroz para tu salud: Es un alimento libre de colesterol, mejora la presión arterial, previene el cáncer, ayuda al cuidado de la piel, previene el alzheimer, elimina líquidos por su poder diurético y es un gran aliado digestivo, además ayuda a tu salud cardiovascular. Pero como en todo, hay arroces y arroces. Unos son más beneficiosos que otros y voy a explicarte los distintos tipos que nos podemos encontrar en el súper.

El **mejor arroz** es el **integral** por encima de todos por su alto contenido en **fibra** y nutrientes y por su bajo **índice glucémico**. Este alimento hace que tus niveles de insulina se mantengan en sus parámetros normales y no haya picos altos que te puedan perjudicar. No quiero profundizar demasiado sobre aspectos técnicos y nutricionales del **arroz integral** porque como ya te dije al principio, este libro está pensado principalmente para que elijas los productos adecuados para tu alimentación y aunque es bueno entender y saber el porqué, no es la temática principal. Mi idea es orientarte pero de una forma práctica y sencilla, buscando el mayor beneficio para que tu compra sea inteligente.

El **arroz vaporizado** también destaca por ser un **buen alimento** junto con el **basmanti**, que es un arroz indio y pakistaní que también puedes encontrar en los supermercados. Aunque ninguno de los dos arroces anteriores supera el **arroz integral**, digamos que se encuentran en segundo lugar en el podium de los arroces.

Debajo de estos se encuentra el **arroz blanco** (el menos aconsejable de todos por ser un alimento refinado y no tener casi nada de valor nutricional). **Es el que menos aporte nutricional tiene de todos** y se encuentra por debajo del **integral** que es el que más

vitaminas, fibra y minerales tiene, por lo tanto, a la hora de elegir una bolsa de arroz, nos quedaremos con el **arroz integral**.

Mucha gente desconoce esto y siguen pensando que cualquier arroz es bueno como alimento y como puedes ver, no es así.

El **arroz blanco** ha sido pasado por un proceso de refinación en el que ha perdido prácticamente todo su valor nutricional, siendo un alimento nulo para su consumo.

Muchas personas evitan probar el **arroz integral** y piensan que su sabor no será de su agrado pero no es así, para mí es incluso más sabroso que los anteriores y como único inconveniente, por ponerle alguno, podríamos decir en su contra que necesita un poco más de tiempo de cocción, pero compensa muchísimo el aporte y el beneficio que vas a recibir a cambio de esperar unos minutos más para poder comerlo. **Un consejo:** no dejes que se cueza demasiado y acabe blandeándose. Intenta que mantenga la dureza del grano lo suficiente, así estarás mejorando aún más su valor como alimento, ya que mantendrá mejor todos su nutrientes después de cocinado.

Legumbres.

En la historia de la humanidad las **legumbres** han sido siempre clave por su **riqueza nutritiva**, sobre todo, por su contenido **proteico** que, junto con los **cereales**, suponían un aporte proteico de calidad cuando la

carne y el **pescado** eran bienes escasos y mal distribuidos entre la población.

Hoy siguen siendo muy importantes. La ingesta total de proteínas diaria debería incluir proteína de fuentes vegetales, por lo tanto, las legumbres son además de buenas, necesarias en nuestra dieta pues **aportan fibra, carbohidratos, minerales tan importantes como el hierro, magnesio, fósforo y calcio y vitaminas del grupo B.** Así que debemos de comer **legumbres** y con la mayor variedad posible dentro de todas ellas.

Las **alubias**, los **garbanzos**, las **lentejas**, (estas últimas muy digestivas), nos van a dar **grandes beneficios** y gran cantidad de **proteína vegetal**, tan necesaria para el desarrollo de nuestros músculos.

La mezcla de **legumbres** con **arroz integral** es una gran idea como plato principal, así que el famoso **arroz con habichuelas** es muy recomendable. Como ya has aprendido a distinguir lo mejor entre estos alimentos, haremos un sabrosísimo arroz integral con habichuelas que además de seguir estando buenísimo, nos aportara más valor nutricional a nuestra dieta.

Los principales beneficios de comer legumbres son los siguientes:

Ayudan al control de peso:

El contenido de fibra en las legumbres hace más lenta la digestión y ayuda a sentirse satisfecho durante más tiempo.

Aumentan los niveles de hierro en el organismo:

La vitamina C es un elemento que ayuda a fijar el hierro en el cuerpo. Las legumbres, al tener hierro y vitamina C simultánemente, son una opción ideal en casos de anemia por deficiencia de hierro.

Aumento de la actividad enzimática:

Las legumbres aportan cantidades significativas de cobre. Este mineral estimula la actividad de las enzimas en el organismo, fundamentales para procesos como la digestión, la pigmentación de la piel y la conectividad de los tejidos.

Control de la tensión arterial:

Tener niveles adecuados de proteína y de fibra en el organismo es uno de los factores que ayudan a prevenir la hipertensión. Por ello, las legumbres son muy eficaces en el control de la presión sanguínea dado el alto aporte de estos elementos.

Prevención de defectos congénitos:

Las legumbres aportan elevados niveles de ácido fólico, por ejemplo: una taza de lentejas otorga el 90 por ciento de la cantidad diaria de ácido fólico recomendada.

Como puedes observar las propiedades medicinales y curativas de las legumbres son variadas e importantes para nuestro organismo.

Todas las **legumbres** son muy recomendables, las tenemos en botes o conservas y en bolsas o crudas.

Te recomiendo que las compres **crudas** y las cocines tu mism@ auque para salir del paso también podrían servir las que van **en conserva o envasadas al vacío y las congeladas**, ya que siguen manteniendo un gran **valor nutricional**.

Las lentejas con verduras son una excelente comida, pero recuerda mezclar las lentejas con arroz integral, pues favorece la asimilación del hierro que tienen las lentejas. Los cocidos o caldos con garbanzos y habichuelas por supuesto que son también un gran plato.

La cocina es alquimia de amor
Guy de Maupassant
Escritor francés.

Pasta.

La **pasta** siempre ha sido la gran **aliada de los deportistas**, pues es fuente de hidratos de carbono, necesarios para los depósitos de energía de nuestro cuerpo a la hora de realizar la **actividad deportiva**. Cualquier maratoniano te diría que la noche antes de la carrera, toma un buen plato de pasta para llenar los mencionados depósitos, ya que cuando inicie su aventura deportiva por la mañana, será la energía que utilizará para lograr cruzar la meta.

La pasta, por ser un alimento elaborado a base de harina de trigo, tiene un elevado contenido en hidratos de carbono. Los hidratos de carbono aportados son de **absorción lenta** con lo que libera la energía poco a poco manteniendo por más tiempo la sensación de **saciedad** en el cuerpo.

El aporte de grasas es muy bajo, además no contiene colesterol sino grasas vegetales y en cantidades muy pequeñas. La pasta aporta también un porcentaje aceptable de fibra vegetal (sobre todo las **pastas integrales**), lo que favorece el funcionamiento gastrointestinal y ayuda a metabolizar el colesterol y los triglicéridos.

La pasta puede ser muy beneficiosa para las personas con **diabetes.** También puede **reducir el riesgo de cáncer de mama, y ayuda a evitar el alzheimer,** así como puede favorecer a **mantenerte** o a **perder peso**, por lo que es necesario su consumo entre nuestras comidas semanales.

Pero como ya imaginarás, no **toda la pasta es igual de beneficiosa**, por lo que vamos a elegir una vez más la **integral** antes que la blanca y dentro de la integral, nos quedamos con los **espaguetis** como alimento predilecto. Son más finos y por eso **necesitan menos tiempo de cocción** y su valor nutricional será el más alto entre los distintos tipos de pastas, ya que al igual que el arroz, al cocinarlos, intentaremos dejarlos al dente, para que no se cuezan demasiado y mantengan toda la fibra y nutrientes posibles.

Los **canelones vegetales** y con carne de **pollo, pavo o ternera** pueden ser un buen plato en tu mesa y si encuentras las placas integrales de pasta para hacer los canelones, pues mejor que mejor. Evita siempre comprar los canelones y lasañas precocinados, no soy partidario de comprar comida precocinada, sólo lo haría para casos de urgencia y muy de vez en cuando, dudo mucho de que nos aporten gran valor nutritivo a nuestra dieta.

El cuscús es un alimento muy nutritivo, gracias a que aporta una gran cantidad de hidratos de carbono. Al igual que la pasta será gran "socio" para los deportistas. Es **bajo en grasas** y contiene **vitaminas** del grupo **B y E**, además de **minerales** como el **calcio, hierro, potasio, cinc, fósforo** y **magnesio**. En Internet puedes encontrar gran variedad de recetas de **cuscús** con **verduras** y **carne** que tendrán el equilibrio necesario para realizar una de tus comidas importantes del día.

En el súper vamos a encontrar **pasta rellena y fresca** en las áreas de los frigoríficos industriales. Este tipo de pasta no es de mi favorita, pero aún así, no es una mala opción para consumirla en un momento dado aunque no de forma habitual. Aquí no veremos o al menos yo no la he encontrado, **pasta integral**, ya que al ser fresca y estar ya precocinada, no se utiliza la integral para este tipo de formato alimenticio.

Recordatorio:

Compra el **arroz integral** para tu consumo habitual. También puedes elegir el **vaporizado** o **bastmanti** de forma esporádica. **Deshecha el blanco**.

Las **legumbres** son importantísimas en una alimentación equilibrada. Todas son buenas y debemos variarlas a la hora de consumirlas: **lentejas, habichuelas, garbanzos, legumbres...** a la cesta!!!!

La pasta mejor **integral,** y entre todas, los **espaguetis** como elección principal aunque por supuesto puedes comprar **macarrones, espirales** u otras formas de pasta, siempre que sean **integrales** antes que **blancas**.

Con pan y vino se anda el camino

Anónimo.

PAN. SÍ PERO DIME CUAL.

El **pan** es un alimento que se encuentra en nuestra dieta **desde hace miles de años.** Se piensa que fue **uno de los primeros alimentos que comenzó a procesar el ser humano**, junto al **aceite** y al **vino.** Proviene de los cereales y se encuentra presente como complemento en la gran mayoría de nuestras mesas a la hora de comer.

El pan se compone de **harina, agua y levadura,** dependiendo del tipo de harina que se utilice para su elaboración va a depender mucho su **calidad nutricional.** Como te he contado, la materia prima es la **harina** y sólo el **trigo** y el **centeno** se consideran **cereales** panificables, es decir, los más adecuados para fabricar **productos de panadería.**

El **pan** constituye una **importante** fuente energética en forma de **hidratos de carbono complejos (almidón).** Es una buena fuente de fibra, ya que parte del **almidón** se transforma durante el procesamiento y la cocción en almidón no digerible que actúa como **fibra.** Por supuesto, **el pan integral es más rico en fibra que el pan común y el más recomendable para el consumo.**

El **pan integral**, aporta gran cantidad de **minerales** y **vitaminas**.

Al **pan** se le atribuye el falso mito de que "engorda" y muchas personas piensan que suprimir el pan es una de las mejores formas de corregir el sobrepeso o la obesidad. Sin embargo, el no consumir pan de forma habitual puede contribuir a **desequilibrar de manera importante la dieta si no se sustituye por otra fuente importante de hidratos de carbono complejos (como el arroz u otros cereales)**.

Los **mejores panes** que podemos comprar son:

El **pan integral,** el de **centeno** y el de **avena**.

El pan más saludable será aquel que contenga más grano y el que en su composición tenga 100% harina integral, y para saberlo es conveniente que mires sus **ingredientes** en la **etiqueta nutricional.** Aquí te indicará que porcentaje exacto de harina integral tiene. En muchas ocasiones nos venden panes como **integrales**, pero que en realidad contienen mezclas de otras **harinas blancas** menos beneficiosas para la salud. Cuando te detienes a leer su etiqueta nutricional, en el apartado de ingredientes, observas con asombro que se encuentran presentes varias harinas de las cuales la **integral** sólo es un porcentaje bajísimo. Es cuando te das cuenta que ese pan deja de tener tantos **nutrientes** y **fibra** como los tendría un pan integral elaborado cien por cien con harina integral, y se convierte en un pan mucho menos saludable.

El pan de centeno es el pan que más fibra y nutrientes tiene en su interior: una mezcla exquisita de hierro y vitaminas B que cuidará de tu salud y de la salud de los tuyos. Intenta introducirlo en tu dieta, te ayudará a no subir de peso y sabrás que es **la opción más saludable** y sabrosa.

Los tipos de pan **menos** aconsejables para tu salud son:

El **pan blanco** se elabora con harinas refinadas, a las que se les ha eliminado gran parte del **salvado** por lo que sus **nutrientes** serán muy pocos o ninguno. Debemos de tomarnos en serio esto que te digo ahora y **dejar de consumir pan blanco.**

Algunos estudios ya contrastados dicen al respecto que consumir pan blanco es **peor que comer terrones de azúcar**, porque hace que aumenten escandalosamente los **niveles de azúcar en la sangre**, lo que afecta al **páncreas** y provoca **picos de insulina**, con el consiguiente riesgo de desarrollar en un futuro **resistencia a la insulina, diabetes, obesidad y enfermedades cardiovasculares.**

El **pan de molde** debería de ser un alimento **prohibido** en los supermercados.

Su consumo es **incompatible** con nuestra **buena salud.** Este tipo de pan es un producto diseñado para satisfacer las necesidades de los fabricantes y supermercados, no de los consumidores, que creen que están consumiendo un pan que en realidad **no es pan.** En su composición podemos encontrar las **grasas trans** que son **las más perjudiciales para nuestra salud.** Tenemos que evitarlas a toda costa, por lo que debemos dejar fuera el pan de molde para siempre de nuestra cesta.

Para concluir el apartado del **pan**, te diré dos apuntes más que espero te hagan recapacitar sobre lo que está pasando en el mundo con respecto a la idea de comer **pan blanco** o no en nuestras dietas.

Países como Suiza y Canadá han tomado medidas contra la **venta del pan blanco**.

Se han concienciado de los problemas de salud que se derivan del **pan blanco**, y han tomado una medida muy importante para que su población deje de comer este alimento. Suiza **ha establecido un impuesto sobre la compra de pan blanco.** El impuesto se da a los panaderos para reducir el precio del **pan de trigo integral** y así animar a la gente a cambiar **el pan blanco** por **integral**.

El gobierno canadiense aprobó una ley que prohíbe el **"enriquecimiento"** de **pan blanco con vitaminas sintéticas**. De acuerdo con esta normativa, el pan debe contener las originales vitaminas que se encuentran en el grano, no imitaciones. Los Estados Unidos y otros países como España, realmente deberían aprender de los canadienses y suizos al respecto de estas estrategias para el bien de la población.

Recordatorio:

Comer **pan** no es perjudicial, pero elige el **integral** y a la hora de meterlo en tu cesta revisa la **etiqueta de información nutricional** en el apartado de **ingredientes**. Comprueba siempre que lleve un porcentaje de harina integral **lo más cercano posible al 100%.** Esa información te estará diciendo que el pan que has comprado es cien por cien integral y no está mezclado con otros tipos de **harinas procesadas**.

El **pan de centeno** posiblemente sea la **mejor elección** a la hora de comer pan sano. Por el contrario, el **pan blanco** debemos **eliminarlo de nuestra dieta**, así como el **pan de molde** que nos venden como "saludable" cuando en realidad es uno de los **peores alimentos que tenemos en las estanterías de los supermercados.**

El amigo ha de ser como el dinero,

que antes de necesitarlo, se sabe el valor que tiene.

Sócrates , Filósofo griego.

ALIÑOS Y CONDIMENTOS.
BIENVENIDOS A MI MESA.

Aceites.

El **aceite de oliva** es un "**superalimento**". En crudo aporta gran cantidad de nutrientes beneficiosos para tu organismo. Para cocinar alimentos utilizaremos este tipo de aceite. Todos lo conocemos y sabemos de su poder nutricional: es beneficioso para **reducir el colesterol malo, aumentar el bueno, prevenir la arteriosclerosis y combatir las enfermedades del hígado, la insuficiencia hepática y el estreñimiento**. Además, favorece la absorción del calcio, estimula el crecimiento y tiene efectos **anticancerígenos**.

Existen gran variedad de **aceites vegetales** y todos aportan importantes beneficios saludables. El de **lino, sésamo, soja, argán, de palma...** todos estos aceites son de **gran poder curativo** para nuestro cuerpo. Te invito a que los conozcas e investigues sus poderes porque te sorprenderá.

Especias.

Las especias **favorecen la digestión,** realzan el sabor de la comida y dan un toque distinto a platos corrientes. Son nuestras aliadas para evitar tener que abusar de la **sal** para el condimento en los platos y aportan grandes beneficios para tu salud.

Favorecen la salivación, por lo tanto la actividad digestiva y tienen múltiples beneficios contra: gripes, resfriados, tos, sinusitis, dolores de cabeza, artritis, reumatismo, fiebre, hongos y un largo etcétera. Dependiendo de cada una tendrá distintos aportes beneficiosos para nuestra salud. Te recomiendo que las utilices en las comidas porque todas son buenas. Empieza a utilizar menos sal y más especias. Hay miles de formas de combinarlas y potencian el sabor de tus platos. Cómpralas sin duda y utilízalas, tu cuerpo te lo agradecerá.

Entre todas, me encanta el ajo, la canela, el curry, el orégano, la nuez moscada, la cúrcuma, el jengibre, la pimienta, y otras muchas más. Pero pensando en la salud en palabras mayores tengo que destacar la cúrcuma.

La cúrcuma es la enemiga del cáncer. **E**sta planta contiene **10 componentes anticancerígenos** (al menos), entre los que se destaca la **curcumina** y los **betacarotenos.** Todos ellos tienen **efectos protectores frente al cáncer de piel, el de mama, el de colón y el de duodeno.** Sirve también para que el cuerpo resista mejor los efectos de los medicamentos y tratamientos contra el cáncer, como es la quimioterapia.

Esta planta/especia sirve para tratar la **depresión** y los trastornos relacionados a la tristeza o la infelicidad. Los estudios actuales revelan que consumir extracto de cúrcuma o cúrcuma en polvo sirve para estimular el sistema nervioso, pero además, tiene efectos en el sistema inmune y en el estado de ánimo.

Otra especia que voy a destacar es el **jengibre.** Es una de las plantas más populares en la medicina tradicional china, además de un antiinflamatorio natural que **ayuda a combatir** enfermedades **respiratorias,** artrosis **y problemas digestivos.**

La verdad que las especias son indispensables en mi alimentación y espero que a partir de ahora también lo sean en la tuya. Hay muchas y todas muy beneficiosas, así que prepara en tu cocina un gran apartado y llénalo de botes de todas las especias que quieras o te gusten, te protegerán y darán a tus comidas un toque especial.

Salsas.

No soy partidario de las **salsas** pues muy pocas se salvan en cuestión de salud. Existen innumerables salsas en el súper, ketchup, mostaza, alli-oli, mayonesas, etc...

Del **ketchup** podemos decir que tiene un bajo porcentaje de calorías, contiene vitamina A pero un alto porcentaje de sodio (sal), por lo que si se toma, debe de ser en poca cantidad.

De la mostaza diremos que es la que posee mayor cantidad de proteínas, las semillas proveen al aderezo de nutrientes como el **selenio,** el **potasio,** el **fósforo** y también **vitamina C.** En su composición predominan los ácidos grasos **monoinsaturados,** beneficiosos para la salud, y su aporte calórico es más bien **bajo,** pero al igual que el **ketchup,** tiene alto contenido de **sodio,** así que **ojo con pasarse** en la cantidad.

Para la **mayonesa** y el **alli-oli,** te recomiendo que la hagas en casa y que te olvides de encontrar mayonesas en tu supermercado que sean beneficiosas y naturales, todas están cargadas de grasas y su composición llena de conservantes. Una buena mayonesa casera se puede hacer en pocos minutos, y si optas por las salsas, cosa que sólo te aconsejo nada mas que de vez en cuando, hazla tú mism@.

De las demás **salsas** ya elaboradas y a la venta en el supermercado del tipo **salsa de champiñones, salsa a la pimienta o roquefort, boloñesa, bechamel, mejicana, argentina, carbonara, cuatro quesos,** etc...desde mi punto de vista, totalmente **desaconsejables** su consumo, prepáratelas en casa y saldrás ganando salud.

Sal.

Para elegir la **sal,** compra **sal marina ecológica,** aunque sea un poco más cara, tu salud lo merece. Utilízala en pocas cantidades para el aderezo de tus platos pues en grandes cantidades no es nada recomendable, pero en pequeñas proporciones no hace ningún mal a tu organismo. En los herbolarios puedes encontrar el tipo de sal marina ecológica más recomendable, aunque ya se está introduciendo también este tipo de sal en los supermercados.

Vinagres.

El **vinagre** se encuentra entre los alimentos **bajos en grasa** ya que **no contiene grasa y sí muchas vitaminas y minerales. Es un gran aliado contra la diabetes y la hipertensión, combate el colesterol y tiene gran poder para perder peso.** Sin pensártelo compra y consume vinagre: balsámicos de módena, de sidra, al jerez, etc... todos son válidos.

Las **propiedades terapéuticas** del **vinagre** incluyen: **actividad antibacteriana, reducción de la presión arterial, actividad antioxidante, reducción de los efectos de diabetes, prevención de la enfermedad cardiovascular y el aumento del vigor después del ejercicio.** Como ves, el vinagre es más de lo que quizás pensabas.

Recordatorio:

Hay muchos **aceites** buenísimos tanto para cocinar como para consumir. El de **oliva** es el 'campeón' y luego tenemos los **de semillas** que también son muy beneficiosos. Las especias son todas buenas, destacando la **cúrcuma** y el **jengibre** entre todas por su especial valor. Una gran variedad de especies en tus comidas es ideal. Entre las **salsas**, prefiero hacerlas a comprarlas y si se consumen, hazlo en muy poca cantidad. Recomiendo **la mostaza** y el **ketchup**. La **sal** que sea **ecológica** y el **vinagre** compra el que te guste y consúmelo, va genial.

Nos queda el mar y un buen pescado
que comer a tu lado...

Enrique bunbury.

Cantante

PESCADO FRESCO. EL SECRETO DE LA SALUD FÍSICA Y MENTAL.

El pescado es una de las **principales fuentes de ácido graso omega-3**.

Habrás escuchado muchas veces lo bueno que es el omega-3 para nuestro organismo. Hoy en día está de moda ya que ha demostrado tener diversos beneficios para la salud.

El pescado es también rico en otros nutrientes importantes como **selenio** y **vitamina D.** También es una buena **fuente de proteínas**.

Me resulta fácil decirte que **puedes consumir cualquier pescado que te guste** y además te diría que lo tengas presente en tu dieta casi todos los días. Te voy a hablar de varios de ellos y algunos otros inconvenientes que, como en todo lo bueno de la vida, también los tiene.

Los pescados más ricos en **omega-3** son **el salmón, la caballa, el arenque o las sardinas.** Curiosamente estos son mis favoritos para llenar la cesta de pescado. Hay muchos más y todos muy buenos, pero si buscamos el gran aliado de la salud como es el **omega-3**, me quedo con los que te acabo de nombrar.

Si analizamos **la sardina** o el **arenque**, vemos que contienen menos elementos tóxicos para la salud como es la acumulación de **mercurio**, ya que son pescados pequeños y no contienen cantidades de mercurio perjudiciales para su consumo. No ocurre lo mismo con el **atún**, que aunque es un pescado también rico en omega-3 y proteínas, al ser de **mayor tamaño** sus reservas de **mercurio** (contaminante para el cuerpo humano) son **mayores** que las de sus amigos más pequeños.

Comer pescado graso y rico en omega-3 no sólo ayuda a mantener el corazón sano, sino también reduce el riesgo de depresión, enfermedad de alzheimer y otras enfermedades crónicas.

Los hijos de mujeres que toman bajas cantidades de pescado durante el embarazo y la lactancia tienen un **desarrollo cerebral más lento**, debido a que el ácido graso omega-3 ejerce una **función importante en el desarrollo del cerebro y en su funcionamiento.**

Las anchoas, el **bonito** y los **pescados blancos** como el **bacalao, congrio, besugo,** etc son **muy aconsejables**. Consume pescado fresco e intenta que se encuentre presente en alguna de tus comidas casi a diario, **tu salud se volverá de hierro.**

Ideal para las cenas es el **salmón, rico en omega-3** y **gran fuente de proteínas.** Es uno de los pescados favoritos de los deportistas. Hazme caso, cuando ellos lo eligen para su consumo por algo será, así que imita a la gente que se quiere cuidar porque ese es el camino correcto para tu vida.

Quiero destacar también el **pulpo** y el **calamar,** así como el **marisco fresco** que, aunque es más caro, de vez en cuando podemos darnos el premio y comprarlo.

Dentro de los **mariscos,** los más populares en nuestra cocina son los **moluscos** y los **crustáceos,** es decir, los **mejillones,** las **almejas,** los **berberechos, langostinos** o **gambas.** Al tratarse de un ingrediente de origen animal, los mariscos ofrecen **proteínas de alta calidad** que contienen todos los **aminoácidos esenciales.** Sin embargo, muchos de ellos tienen una elevada proporción de **colesterol,** tal es el caso de los **chipirones,** los **mejillones** o los **langostinos.**

Entre las **vitaminas** se encuentran la **E, B, A** y dentro de los **minerales,** destaca su contenido en **potasio, sodio, yodo** y **magnesio.** En algunos ejemplares es especialmente importante el contenido de **hierro** como en las **almejas, berberechos** y **mejillones** y también el contenido de **calcio,** como es el caso de los **chipirones** o **langostinos.**

Recordatorio:

El **pescado** es **necesario** y **muy importante** en nuestra alimentación, cómpralo habitualmente, varíalo entre el azul, el blanco y los mariscos.

De entre todos destaco el **salmón,** la **sardina,** el **arenque,** las **anchoas** (por su pequeño tamaño y su menor acumulación de mercurio, por lo tanto menos agentes contaminantes presentes en su interior). Entre los mariscos los **mejillones** (alto valor proteico y de hierro), las **almejas, berberechos** y **langostinos** o **gambas**.

La carne es débil y el espíritu fuerte

L.g.

CARNES. DÉBILES Y BENDITAS.

De las **carnes** sabemos que son ricas en **proteína**, y que **no todas las carnes son aliadas de nuestra salud**, por eso quiero hablarte de las mejores que puedes consumir.

La **Organización Mundial de la Salud** (OMS) aconseja **reemplazar** las **carnes rojas** por **legumbres, pescado** y **carnes blancas.** La carne roja contiene **grasas saturadas** y componentes **potencialmente perjudiciales** para la salud.

La **pechuga de pollo** (carne blanca) o el filete de pechuga es la fuente de proteínas básica de los deportistas. Se trata de una carne **altamente proteica y baja en grasas.** Su consumo puede hacerse a diario sin ningún problema, mezclándola con vegetales para hacer más fácil su digestión. Tiene menos grasas y calorías que la carne de vacuno, la de cordero y la de cerdo. Así que el **pollo** es una gran elección para tu hogar.

Junto con el pollo, **el pavo** es una de las carnes **más saludables** que puedes consumir. Baja en calorías y grasas, es muy parecida a la de pollo en valor nutricional. ¡El pavo también para la cesta!.

La **carne de pato** también es una **carne magnífica** para su consumo. Al igual que la mayoría de carnes magras (también conocidas con el nombre de carnes blancas), el pato aporta una gran cantidad de proteínas de **buena calidad,** de forma que su carne es **rica** en **aminoácidos esenciales**.

La ternera está clasificada como una *carne blanca* por su color rosado, y destaca por ser sobretodo carne magra. No hay duda que aporta una gran variedad de beneficios nutricionales.

Estas variedades de carnes de las que te he hablado anteriormente son las que recomendaría **incluir en tu cesta** para consumirlas habitualmente y alternarlas unas con otras para que sea menos monótona tu rutina alimenticia.

Las demás carnes, las carnes rojas no son tan malas para la salud como creemos, sino que incluso pueden resultar beneficiosas si sabemos aprovechar sus propiedades y controlar su ingesta. Combinar carnes rojas con frutas, vegetales, especias y hierbas frescas es una manera de sumar vitaminas y minerales al plato, además de antioxidantes. Si lo que deseamos es cuidar la salud del organismo debemos escoger **carnes nutritivas** con **moderado** o **bajo** aporte de **colesterol**. Entonces, entre las carnes vacunas siempre nos conviene escoger **cortes magros** como el **solomillo** o el **lomo**. Entre las carnes de cordero podemos escoger la pierna de cordero y entre los cortes de cerdo, los más magros son el **lomo** y **solomillo** o también podría ser la **paleta**.

Entre los diferentes formatos en los que podemos comprar carne en el súper se encuentran las bandejas con **albóndigas, carnes picadas** y mezcladas con **ternera, cerdo, pollo, pavo**, etc...Mi recomendación es que **evites** este tipo de formato, es mucho **más caro** y lleva mucha **más grasa** que al comprarla de forma individual y fileteada. Si te gustan las albóndigas, hazlas tu mism@ porque estarás evitando conservantes y aditivos que no son nada beneficiosos

Una manera de consumir carne preparada de forma rápida y que tomamos en meriendas o almuerzos, considerándolos saludables son los **embutidos**, pero **no todos son buenos**, pues utilizan en su elaboración carne de cerdo, incluso en los que presumen ser de **pavo** o **pollo** aparecen ciertas cantidades de esta carne. El tipo de carne que los componme suele proceder de los despojos y piezas que se desechan a lo largo del proceso de elaboración de otros productos como el **jamón serrano**, los **jamones cocidos**, las **chuletas,** etc...

En este caso la calidad de la carne deja mucho que desear, ya que su contenido proteico es **escaso** y de no muy buena calidad. Por el contrario las **grasas abundan** y sobre todo **saturadas** que perjudicarán en gran medida nuestro organismo.

Existen otro tipo de embutidos de mejor calidad. Para su elaboración se obtienen carnes consideradas nobles. La **pechuga** de **pavo** y de **pollo** son un ejemplo de **embutidos saludables** y es que solamente contienen este tipo de carne. Es importante que antes de consumir un embutido tengamos en cuenta su procedencia y el tipo de carne que se ha utilizado para su elaboración. No tenemos que descuidar esto a la hora de consumir embutido.

Las tripas de pechuga de pavo y pollo son la mejor elección posible dentro de la sección de

embutidos, y si a su vez son reducidas en sal, mejor que mejor.

Para decir algo sobre las **hamburguesas** y sabiendo lo que ya sabemos, comprenderás que las de pollo, pavo y ternera son las mejores que puedes comprar. Recuerda que en una hamburguesa puedes encontrar muchas más cosas y no todas son buenas. Es un hecho que la mayoría de los preparados cárnicos contienen mezclas de carne de diferentes especies. **Es muy raro que una hamburguesa de vacuno contenga únicamente vacuno.**

La normativa permite que se puedan etiquetar como tal las que tienen en torno a un **60% de esta carne**, por lo que la mayoría tienen mezclas de otras especies, sobre todo **cerdo**. Y no sólo por una cuestión de precio, sino también para hacerlas más sabrosas. Esto no constituye fraude si está debidamente señalado en la etiqueta, incluso si las cantidades de otras especies son mínimas, ni siquiera es necesario declararlo.

Las hamburguesas y la leche de vaca son dos de los alimentos más vigilados por las autoridades, porque tradicionalmente han estado bajo sospecha.

Te recomiendo si no las has probado aún las **hamburguesas vegetales**. Para mí son un manjar para la boca y por supuesto mucho más sanas que las otras de tipo animal. En herbolarios de alimentación y comida ecológica las puedes encontrar aunque su precio suele ser más caro.

Un buen **chuletón** de **ternera** a la semana es recomendable y para nada es perjudicial para tu salud.

La mezcla perfecta la consigues si lo acompañas de una buena botella de vino tinto y una parrillada de verduras con una patata cocida o boniato. Todo esto puede ser una comida ideal.

Recordatorio:

A la hora de consumir carne, la de **pollo, pavo** y **ternera** (esta última unas dos veces en semana como máximo), son las mejores opciones, las otras carnes como la de **cerdo** y **vacuno**, su consumo debe de ser de forma más esporádica.

Sobre las hamburguesas te recomiendo que si puedes hacértelas en casa mejor y si las compras, que sean de **pollo, pavo** o **ternera.** Ten en cuenta que las hamburguesas **llevan más tipos de carnes** y por lo tanto, más grasas que los filetes de carne individuales, además de los despojos de los animales que se encuentran en la mayoría de ellas.

Consume **hamburguesas vegetales** y descubre un nuevo sabor, ten van a gustar.

En los embutidos mi consejo es que si los tomas, sean los de **pollo** y **pavo** y **reducidos de sal**, pueden venir bien para meriendas y desayunos a media mañana, pero controla las cantidades porque contienen mucho almidón y sal.

Si tienes amargo el corazón,

entonces el azúcar en la boca no te ayuda.

(Proverbio)

AZÚCAR Y EDULCORANTES. YA NO ME DAIS MIEDO.

No quiero andarme con rodeos sobre este "supuesto" alimento que se encuentra **vacío de nutrientes** y **vitaminas**. El **azúcar** está demostrado a día de hoy que es un **veneno** para nuestro **organismo.**

Entre las principales **desventajas del azúcar** se encuentran:

- **Aumenta la caries**: el consumo de azúcar perjudica a los dientes y favorece la caries dental.
- **Perjudica la belleza**: un exceso de glucosa deteriora el colágeno que acelera el envejecimiento de los tejidos.
- **Empeora la salud**: el azúcar refinado supone una **acumulación de grasas** que son **poco saludables** para el organismo.

- **Contribuye a la osteoporosis**: el azúcar puede llegar a **dañar el tejido óseo** y contribuir a la aparición de la osteoporosis.

- **Metabolismo lento**: tomar azúcar provoca **fatiga** y **falta de energía** puesto que **disminuye la capacidad de absorción de nutrientes**.

- **Favorece la obesidad y el sobrepeso**: el azúcar es **una de las causas más importantes de la obesidad tanto en niños como en adultos**.

- **Provoca deficiencias**: **de cobre, cromo, calcio y magnesio porque interfiere con la absorción de minerales del cuerpo**.

- **Aumento del colesterol malo**: provoca un **aumento de los triglicéridos y del colesterol malo disminuyendo los niveles del colesterol bueno**.

- **Daña los riñones**: el ácido úrico **se eleva disminuyendo el óxido nítrico** y esto provoca un **aumento de la tensión arterial y daño en los riñones**.

Y bueno... después de saber esto, creo que está prácticamente todo dicho ¿no lo crees? Hay estudios probados de personas que han eliminado el **azúcar** de su dieta y solamente al mes de haberlo hecho, ya comienzan a notar un aumento de energía y vitalidad en su cuerpo. Es increíble lo que puede suponer consumir azúcar o no en la vida de las personas. Piénsalo y decide que es lo mejor para ti, yo lo tengo claro desde hace ya varios años.

Cada vez está más de moda entre la industria alimenticia eliminar el azúcar y sustituirlo por **edulcorantes** pero claro, tampoco todos los edulcorantes son buenos. Los hay mejores y peores, así que a la hora de elegir ten una cosa clara: la **stevia** es el **único edulcorante natural** que existe. Proviene de una planta y tiene increíbles beneficios, te los cuento.

El pueblo indígena guaraní la ha usado durante siglos como endulzante y agente medicinal. La hoja de **Stevia** es entre 30 y 45 veces más dulce que el azúcar. Cada día más personas consumen **stevia como planta medicinal** para **paliar sus dolencias.**

Quiero convencerte de que dejes el azúcar para siempre y te inicies en el consumo tan beneficioso de la **stevia** y te doy argumentos:

1. La **stevia** es beneficiosa para las personas **hipertensas**. La División de Medicina Cardiovascular de la Universidad Médica de Taipe, en Taiwán, ha determinado que **la stevia actúa como hipotensor y cardiotónico**, es decir, **regula la tensión arterial y los latidos del corazón**. La **stevia** es también **vasodilatadora**.
2. **La stevia** es un poderoso **antioxidante,** unas **7 veces más potente** que el **té verde**.
3. **Es bactericida** y se utiliza en dentífricos y chicles para **prevenir** la **caries dental** por su **acción antibiótica** contra la placa bacteriana.
4. **Combate ciertos hongos**, como el Cándida Albicans, que causa vaginitis.

5. Es un **diurético suave** que ayuda a **disminuir los niveles de ácido úrico**.
6. La **stevia** tiene **efectos beneficiosos** en la **absorción** de las **grasas**, es **antiácido** y **facilita** la digestión.
7. **Contrarresta** la **fatiga** y los **estados de ansiedad**.
8. **Mejora la resistencia frente a gripes y resfriados**.
9. **Es cicatrizante y bactericida en aplicaciones contra quemaduras, heridas, etc**.

Existen otros **edulcorantes artificiales**, creados a través de **procesos químicos,** con **ingredientes peligrosos** para la salud y **altamente tóxicos** pero los supermercados los siguen vendiendo a pesar de las advertencias y las pruebas científicas realizadas en muchos lugares del mundo.

El **aspartamo** no es nada aconsejable su consumo. Es un **edulcorante artificial** que se divide en tres componentes: el ácido aspártico, la fenilalanina y el metanol. Algunas investigaciones han descubierto que es **muy dañino** para nuestra salud al contener una neurotoxina adictiva que afectaría nuestro sistema neuro-endocrino y tendría **efectos carcinogénicos** (causantes de cáncer). Muchos investigadores se asombran de que el **aspartamo siga siendo permitido para el consumo humano** y esperan que pronto ingrese a la lista de los **edulcorantes prohibidos**. En muchos países se conocen sus efectos adversos y se venden productos **"libres de aspartamo"**, por lo que debemos preocuparnos de comprarlos y sobre todo de **consumir pocas gaseosas** y productos que tengan demasiados **componentes artificiales** que puede que aún no hayan sido lo suficientemente estudiados o que tengan conflictos de intereses que impiden conocer su efecto real en nuestra salud.

La **sacarina** es un **edulcorante artificial de los más antiguos** que ha sido usado durante muchos años en **caramelos, galletas edulcoradas, refrescos** y otros alimentos. Los diabéticos a los que se les recomienda reducir su consumo de azúcar, han apelado a la ciencia en busca de ayuda en la búsqueda de un edulcorante artificial. El mayor riesgo para la salud que se ha estudiado es el de **cáncer**. La **sacarina** puede **provocar cáncer** en **ratas** pero **no afecta a los humanos** ni en dosis altas.

Cada uno es libre de hacer lo que quiera conociendo estos datos pero yo no la tomo ni la voy a tomar, existiendo un edulcorante natural tan beneficioso como la **stevia,** lo tengo muy claro.

Recordatorio:

El **azúcar** no es beneficioso para la salud y tampoco contiene gran valor nutricional. Es muy perjudicial para nuestro organismo y tóxico, por lo que lo tenemos que eliminarlo para siempre de nuestra dieta.

El **aspartamo** también lo debemos de eliminar y con la **sacarina** debemos tener presente que es un **edulcorante artificial** y por lo tanto creado a través de **procesos** e **ingredientes químicos.** Que cada uno lo juzgue como quiera pero por lo que a mi respecta, lo tengo muy claro: **No quiero sacarina en mi cesta**, sabiendo que en ciertas pruebas con animales ha podido ser causante de ciertos canceres, **para mi es suficiente**.

El mejor edulcorante de todos es la **stevia.** No quiero olvidarme de la **miel natural**, yo la utilizo para postres, café, leche vegetal , etc...así que estos son mis dos edulcorantes, la **stevia** y más que un edulcorante, un alimento, **la miel natural.**

Cuando tu boca, me toca, me pone y me provoca, me muerde y me destroza, toda siempre es boca y muévete bien, que nadie como tu me sabe hacer café.

Miguel bosé.

CAFÉ E INFUSIONES. TIEMPO DE RELAX O TIEMPO DE ESTRÉS.

Empecemos por el **café**, este un alimento que también ha tenido diferentes controversias a lo largo de la historia. Existen muchos tipos de cafés como ya conoces, siendo los mejores para nuestra salud el **café verde y los descafeinados** (sin cafeína). Ahora te explicaré porqué, pero antes quiero hablarte más del café.

El grano de café en sí mismo contiene sustancias químicas que son **estimulantes** para las personas. Estas sustancias son **tóxicas en grandes dosis**.

El café contiene cafeína y produce un efecto estimulante en las personas. También es una bebida antioxidante. La mejor forma de tomarlo es sólo y sin azúcar (yo lo tomo con miel). El café es una bebida natural muy rica en beneficios y propiedades protectoras, preventivas, curativas y medicinales. No es recomendable mezclarlo con leche de vaca.

En relación a la forma de tomar café, hay quienes lo prefieren con leche o con azúcar, pero lo cierto es que para disfrutar de todos los beneficios del café, lo más adecuado es tomarlo solo y sin azúcar o con miel.

En mi caso personal solía tomarlo con leche y endulzado con azúcar, hasta que descubrí toda la verdad sobre la leche de vaca (hablaremos de ella más adelante) así como los efectos del azúcar blanco o refinado en nuestra salud.

En **deportistas de resistencia, beber café** presenta y ejerce un efecto energético, de manera que aumenta la potencia muscular.

Por ello es sabido que **tomar café** ayuda a que los deportistas disfruten de un **mejor desempeño físico de resistencia** durante la celebración de sus competiciones.

Elige el café verde. Se ha puesto de moda desde hace algún tiempo debido a que, según indican, tiene propiedades para adelgazar. Pero más allá de esto, este tipo de café no es una especie diferente, sino que se trata de los mismos granos, que **no han sido aún tostados** y que respetan su color verde original. Permiten **eliminar grasas, reducir la cantidad de radicales libres** en el cuerpo **y reducir la celulitis.** Aportan saciedad, ayudan a controlar los niveles de diabetes del tipo II y ofrecen más energía "natural".

El café descafeinado puede ser una buena opción para las personas que les gusta el café pero, bien por la edad o por recomendación médica, deben dejar de tomar cafeína. Te recuerdo que el café descafeinado contiene un poco de cafeína, aunque en muy poca cantidad, ya que al extraer la cafeína de los granos de café nunca se extrae por completo. Aún así puede ser una buena forma de seguir tomando o más bien saboreando este alimento aunque sin la dosis de cafeína de un café normal.

El **café descafeinado no es perjudicial** para la salud y puede ser una **alternativa válida** y **saludable** al café clásico. En general, como en todo, lo que marca la diferencia es la cantidad que se consume, al igual que con el café normal. Nunca se deberían superar las **dos/tres tazas al día**.

Infusiones.

Las infusiones son bebidas totalmente **sanas** y **naturales** que permiten disfrutar de todos los beneficios y propiedades de las **plantas medicinales**.

Tenemos a nuestra disposición una buena variedad de infusiones para la salud que pueden convertirse, de hecho lo hacen, en un **remedio natural** y alternativo.

En el súper podemos encontrar infusiones de todo tipo y con distintas propiedades curativas. Por ejemplo, para una **mejor digestión,** para **dormir mejor,** para **adelgazar** y un largo etc...Lo que quiero decirte de las infusiones en general es que son todas buenas y dependiendo de la finalidad puedes tomar unas u otras.

A mí me encantan y son preferencia en mi día a día. Es raro que no tome una infusión después de comer o a media mañana o incluso por la tarde. Pienso que debemos aprovechar lo que nos brinda la naturaleza en esencia y la infusión es una gran forma de hacerlo.

Esta de moda fabricarlas en cajas donde van mezcladas, por ejemplo, manzanilla con menta o con anís o té con canela, etc... sigue siendo una gran opción tomar infusiones con esos formatos.

Elige las que más te gusten y aprende a saber que propiedades tiene cada una, aunque como te digo, en el supermercado no tendrás ningún problema porque en la mayoría de ellas vienen ya especificada su finalidad.

Mi favorita es el **té** y dentro de esta planta tenemos gran variedad, cada una de ellas con sus beneficios específicos estudiados y comprobados cientos de años atrás.

El **té rojo, negro, verde, blanco, roibos** (estos últimos sin teína) son una de los mejores bebidas que podrás tomar nunca en este planeta.

Mi favorito es el **té verde** aunque tomo los demás también porque no quiero perderme ningún beneficio extra que pueda conseguir de los tes. Además he de confesar que me encanta tomarlos.

La particularidad que hace que el **té verde** sea considerado prácticamente una auténtica **"medicina natural"** es que no es un té **fermentado**, lo que hace que mantenga sus componentes naturales prácticamente igual que en su estado natural.

Sus principales propiedades son:

- Es un poderoso **antioxidante** retrasando el proceso de envejecimiento.
- Es **depurativo** (ayuda a eliminar líquidos) y muy digestivo. Puede ayudar a perder peso.
- Es **rico** en **minerales**, sodio, flúor y vitaminas A, B y C. Refuerza el sistema inmunitario y pueden ayudar al cuerpo a protegerse en caso de virus o infecciones.

El **té negro** es uno de los **más populares** en todo el mundo y bien ganado se tiene su prestigio debido a su sabor y propiedades. Algunas son muy interesantes, tales como la de poseer **antioxidantes**, ser **saciante, bajo en calorías** y **bueno** para el **estómago**, entre otras virtudes.

El **té blanco** se ha convertido en una de las **infusiones más demandadas por el público**. Se le atribuyen propiedades muy beneficiosas para la salud. ¿A qué se debe la fama de este tipo de té? El **té blanco** está considerado como el **más exquisito y refinado**, ya que en vez de las hojas enteras, se recogen sólo los **brotes más tiernos** y más jóvenes que es donde se concentra toda la "energía" de la planta.

El **té rojo**, por su apreciado color, sabor y propiedades excepcionales lo han hecho famoso en todo el globo y ha motivado que en Estados Unidos lo hayan bautizado como el **"devorador de grasas"**. Tres tazas diarias de este té nos ayudarán a controlar las grasas de nuestro organismo y a eliminarlas mejor, ya que contribuye a **disminuir** los **niveles de colesterol** y de **grasas** en la sangre. También tiene propiedades **diuréticas** y es ideal para aliviar las **digestiones pesadas**.

Aunque el **rooibos** no procede de la planta de té, tiene muchos beneficios saludables, entre ellos, **alto contenido** en **vitaminas** y **minerales, propiedades digestivas** y **relajantes** y no contienen estimulantes (teína).

Los **roibos** constituyen la perfecta alternativa al té para momentos de **puro relax** o bien una **alternativa sana** para los niños y personas con **sensibilidad** a la teína o durante el **embarazo.**

Recordatorio:

El mejor café es el **café verde**, los demás se deben **tomar con moderación** y siempre que no te lo prohíba el médico o tus circunstancias de salud. El **descafeinado** puede ser la opción si no quieres abusar de la cafeína.

No mezcles tus cafés o infusiones con azúcar ni leche de vaca, utiliza la **stevia** o la **miel** para endulzarlos.

Las infusiones son buenísimas, aprovéchate y acostúmbrate a **tomarlas a diario**, después de las comidas o para un momento de relax.

Para los deportistas, una taza de café antes del entreno, aporta energía y grandes beneficios para el desarrollo de tu rutina deportiva.

El **té verde** es uno de los mejores tes que puedes tomar aunque todos son grandes aliados para la salud. Aprende su función y utilízala a tu favor.

Tu trigo en varios graneros y en varios escondites tu dinero.

Refrán popular.

CEREALES. CREA LA BASE PARA EMPEZAR EL DÍA.

Los cereales son alimentos que siempre se han considerado como la base de la alimentación en muchos pueblos y culturas del mundo. Hoy en día siguen siéndolo en la gran mayoría de los desayunos saludables. Yo los tomo a diario por las mañanas aunque hay que saber elegirlos en el supermercado porque pueden pasar de ser un gran aliado a una trampa peligrosa, ya que los fabricantes abusan de los azúcares añadidos en su elaboración y debemos tener mucho cuidado con la elección correcta de la caja de cereales.

Las propiedades nutricionales de los cereales son muchísimas. Aportan **nutrientes esenciales** para nuestra dieta diaria. Los **cereales** son:

- Ricos en **vitaminas y minerales**.
- Aportan energía.
- **Bajos en grasas**, de forma que son ideales dentro de una dieta equilibrada (y también en dietas de pérdida de peso).

- Ayudan a **equilibrar** el **nivel de azúcar** en la sangre.
- Gracias a su contenido en **fibra** ayudan a combatir el estreñimiento.
- Mejoran el estado general de la **piel, uñas** y **cabello**.
- Útiles en el tratamiento de diferentes **trastornos digestivos** y **estomacales**.

Y Ahora que conoces sus principales propiedades nutricionales, viene lo importante que debemos de considerar a la hora de escoger de la vitrina del supermercado los cereales perfectos para tus desayunos.

Los **cereales** mezclados con chocolates o azucarados, son una autentica **bomba de relojería para tu organismo**. Teniendo en cuenta que es uno, si no el primer alimento que vas a tomar al levantarte, puede llegar a ser desastroso para tu salud. Debemos descartar los cereales con **alto contenido** en azúcares y los que no sean **integrales**. Para eso tenemos que leer la **etiqueta nutricional** del producto y comprobar la cantidad de azúcar que contiene la caja por la cantidad de gramos que contiene de cereales.

Otra cosa que debemos mirar son los **ingredientes**, ahí veremos si se le añade azúcar al producto o son azúcares **naturales** y **presentes** en los **cereales**.

Vamos a elegir siempre los cereales **integrales** y **libres** de **azúcares añadidos**.

Una de las grandes trampas alimenticias que podemos observar en el supermercado en estos tiempos modernos se encuentra en esta sección, entre las **barritas energéticas** (de las que ahora hablaremos) y las cajas de **cereales**.

Yo siempre me voy a la **etiqueta nutricional** antes de elegir y comparo para quedarme con la caja de cereales más **baja** o **nula** en **azúcares añadidos**, además de que sean integrales.

Dentro de las opciones que tenemos, te recomiendo que compres **avena.**

Es otro de los '**superalimentos**' y consumido a diario tiene muchísimos beneficios.

Consumir **avena** es bueno para **limpiar** las paredes de las arterias, ya que la **fibra** va "barriendo" los depósitos de grasa que se van acumulando en ellas y que pueden llegar a generar muchos problemas cardíacos, colesterol, entre otros.

Ayuda a **controlar** los **niveles de azúcar en la sangre**: esto es una excelente noticia para los que padecen **diabetes**.

Mejora la digestión, al ser rica en hidratos de carbono de **absorción lenta**, mantienen la sensación de saciedad por más horas, siendo una buena alternativa para los que están haciendo dieta porque les disminuye las ganas de comer a cada instante.

La **avena** tiene proteínas de gran valor, en total son **8** los **aminoácidos esenciales** presentes en ella, lo que la convierte en una fuente de proteínas de gran **valor biológico** (esto quiere decir que nuestro cuerpo absorbe muy bien sus nutrientes proteicos). Es anticancerígena ya que varios estudios realizados sobre las propiedades de la avena han dado como resultado la definición de la avena como **"arma de protección contra el cáncer".**

Debemos tomar avena a diario pues esto reducirá en más del 10% la posibilidad de padecer cáncer de mama o de colon. La avena posee gran cantidad de ácidos omega-3 como ya sabes, buenos para el corazón y el sistema cardiovascular. Es una de las mejores fuentes de energía que existen por lo que se recomienda consumirla a primera hora de la mañana o antes del mediodía.

En los herbolarios vas a encontrar cereales de **mejor calidad** que en el supermercado. Allí la salud es prioritaria y **verás** otros tipos de cereales que a lo mejor ni sabías que existían. Pregúntale al responsable del establecimiento, te explicará encantado cuáles son y qué beneficios tienen.

Existen cereales como la **quínoa** que poco a poco se está introduciendo en la industria alimenticia de los supermercados. Es un gran cereal cargado de proteínas y de excelentes beneficios. También tenemos **muesli sin azúcares, centeno, espelta, mijo, kamut,** son **grandísimos cereales** que no vas a ver en los supermercados industriales.

Las **barritas de cereales** se venden como "supersanas" y para deportistas aunque los que estamos metidos en el mundo del deporte cada vez somos más los que no utilizamos este tipo de alimento porque al igual que los cereales del supermercado, **están cargados de azúcares perjudiciales para la salud e ingredientes perjudiciales**.

Ten mucho ojo con la barrita que escoges y asegúrate de que sea integral y contenga pocos azúcares, así como que en sus ingredientes no haya aditivos químicos poco recomendables para la salud. Mi recomendación es que directamente **no la compres**. Hay lugares para comprar barritas mucho más saludables como en las herbolisterías o tiendas de nutrición deportiva aunque siguen llevando azúcares y mantienen demasiados ingredientes químicos o aditivos y conservantes. Aún así son mejores que las del supermercado.

Déjame que te diga que es **lo mejor** para suplir las barritas: **los frutos secos** y las **pasas, dátiles** o **higos secos.** De ellos hablaré más adelante. También te propongo que elabores tú mism@ tus propias barritas en casa, utilizando los conocimientos y métodos que te explico en el libro. Al final del mismo te enseñaré alguna receta para hacer barritas energéticas y proteicas saludables en casa en menos de cinco minutos.

Recordatorio:

Mucho ojo con qué tipo de cereales compras, puedes estar comiendo algo que crees que es bueno y su aporte sea negativo para tu salud.

Elige cereales integrales y bajos en azúcares. Introduce la **avena** en el carro de la compra y mézclala con los cereales para desayunar o con zumos naturales exprimidos cien por cien naturales.

No pienses que las barritas del supermercado son todas buenas porque te tengo que decir que casi ninguna lo es. Infórmate bien donde comprar las mejores barritas (tiendas nutrición deportiva o herbolarios) o mejor aún, **hazlas tu mism@,** yo te digo como al final del libro.

"El único invento que ha saciado mi espíritu inventor
es la empanada de atún "
Thomas Alva Edison.
Inventor.

CONSERVAS DE PESCADO. ¡QUE GRAN INVENTO!.

Las **conservas de pescado** son productos **seguros** y con **gran valor nutricional.** Son de gran comodidad a la hora de consumir en una dieta saludable para todos los grupos de población, además de una forma fácil y rápida de comer pescado a diario.

La **conserva en lata** es un producto alimentario que se encuentra en estado **fresco**. En el caso de los pescados, la **conserva** es un producto que ha sido **cocinado, esterilizado** y colocado en un envase igualmente esterilizado, cerrado de manera duradera y perfectamente hermético. Se trata de un modo de conservación de los alimentos que representa varios beneficios. Entre ellos destacan: la **no utilización de conservantes químicos**, la conservación de sus propiedades nutritivas sin necesidad de refrigeración y la larga duración **sin alteración del producto.**

Son fuente de proteínas el **atún, bonito, bacalao, merluza o sardinas,** también ricos en ácidos grasos poliinsaturados de origen marino

De hecho, los mejores valores de **Omega-3, EPA y DHA** están en el **atún, boquerón** y **caballa.**

La vida útil de las conservas es de 6 años para los productos en **aceite** y **4 años** para los productos al **natural**.

A la hora de elegir las **conservas**, yo me decanto por mezclar la **caballa,** el **atún,** los **mejillones, sardinas** y **bonito.** Ésta, es la mejor forma de comer un poco de todo dentro de cada tipo de pescado o marisco que podemos encontrar en el supermercado.

Recuerda que los **pescados pequeños** tienen menos acumulación de mercurio que los grandes. Así por tamaño tenemos las **sardinas,** el **arenque** o **anchoas** antes que el **atún** que es un pescado de mayor proporción.

Recuerda que el **aspecto de las latas sea bueno,** desecha las que observes con mal aspecto u **oxidado** por cualquiera de las partes de la lata.

Cuando compres **conservas de pescado** elige que estén conservadas en **aceite de oliva** y que sean **bajas en sal,** pues algunas de estas conservas tienen como inconveniente que poseen demasiado **sodio** y eso puede ser perjudicial para tu salud.

Cualquier tipo de **conserva** es buena para consumirla. Las que van al **natural** como puede ser el atún al natural, llevan **agua** y **sal** como **conservante,** algo que puede ser un inconveniente importante a tener en cuenta. Yo prefiero que el conservante sea el **aceite de oliva** y **reducido a la sal.**

Las conservas de **pulpo** con salsa, suelen llevar demasiado **sodio.** Los **mejillones** en conserva son un gran alimento y conservan todos sus valores nutricionales intactos.

Las **navajas** y las **zamburiñas** también son muy buena opción de compra y por supuesto las **sardinas**, ricas en **vitamina D** y **acidos Omega-3.**

Recordatorio:

Las **conservas de pescado** son un gran invento para la vida diaria donde el tiempo que tenemos es más bien escaso debido a las obligaciones y trabajo.

Conservan **todo el valor nutricional** y no hay ningún problema a la hora de su consumo. Pueden ser la forma ideal de comer pescado a diario y tomar el ansiado Omega-3.

Mejor las conservas en **aceite de oliva** y **bajas en sal**, son un poco más caras pero tu salud lo merece.

Consume también **mejillones, berberechos, navajas, pulpo** o **calamar**, son grandes alimentos sin duda.

La sociedad está dividida en dos grandes clases:

la de los que tienen más comida que apetito

y la de los que tienen más apetito que comida.

Nicolás Sebastién Roch Chamfort.

Escritor.

CONSERVAS DULCES. O AMARGAS.

Las **conservas dulces** como las confituras de **cereza, fresa, frambuesa, fruta variada, macedonias, melocotón, uvas en almíbar, piña en su jugo, pera,** etc...son algunas de las más vendidas que podemos encontrar en el supermercado.

Normalmente incluyen para su conservación el **azúcar** (ingrediente desaconsejable para cualquier tipo de conserva), aunque también hay otras que se conservan mediante ácidos como el **vinagre, el uso de grasas** y también el **alcohol.**

Entre las distintas **formas de conservación** de las frutas, las mejores son las que se mantienen **en su**

propio jugo y no se ha utilizado el azúcar como ocurre en el melocotón o cualquier otra fruta que se encuentre en **almíbar**, donde la cantidad de hidratos se incrementa y los azúcares también, conllevando un aumento en las calorías que aportan. En la versión en almíbar, se reduce a nada el aporte de **fibra.**

Tanto las **vitaminas** como el **potasio** y otros minerales disminuyen en el caso de la **fruta en almíbar,** exceptuando el **sodio** (sal), que se incrementa por el uso de **conservantes.** Todo esto nos indica que si bien las diferencias no son muchas en término de calorías, si se pierde **calidad nutritiva** debido a la **cocción de la fruta** para lograr el producto en **almíbar.**

Por lo tanto, siempre que podamos, **la fruta** debería consumirse **fresca** y **natural** para aprovechar mejor sus propiedades y saciarnos de forma adecuada.

La opción más recomendable es consumirla **en su jugo.** Esto lo encontramos en la **piña** por ejemplo, que es una alternativa a la **piña natural**, aunque nunca **sustitutiva**, ya que las propiedades nutritivas de la fruta fresca natural, no pueden ser igualadas a las **conservas de frutas** ya que estas siempre van a llevar más **calorías** y menos **nutrientes.**
No hay color a la hora de elegir la forma correcta de comer fruta: **Siempre fresca y del tiempo.**

Mermeladas.

Puedes encontrar de todas las clases: **arándanos, calabaza, ciruela, fresa, frambuesa, higos, kiwi, melocotón, naranja, tomate, etc...**

Aquí también vamos a elegir las que indican en sus etiquetas **"sin azúcares añadidos"** y las que contienen **menos grasa**, por lo tanto **menos calorías**. Son las llamadas **"ligeras"**.

En la elaboración de este tipo de alimentos se utilizan **grandes cantidades de azúcares** para darle ese dulzor característico y es la **forma de conservación** para guardar el mayor número de propiedades y por más largo periodo de tiempo. A las que no se les ha añadido azúcares y sólo contienen los azúcares **naturalmente presentes en la fruta**, son las más aconsejables para nuestro consumo.

Hoy en día y cada vez más, podemos ver **mermeladas sin azúcares** y con una receta mejorada, pensando en el mayor beneficio para su consumo, cosa que nos anima a comprarla de forma más habitual. Las mermeladas son un buen alimento para comenzar la jornada con fuerza o para comer en momentos en los que necesitaremos energía, por ejemplo, para salir a correr, caminar o realizar cualquier otro tipo de deporte.

Pueden ser de gran ayuda para obtener **energía "express"** de forma saludable en el caso de los deportistas.

Miel.

La **miel** es un alimento **rico en nutrientes** que las abejas elaboran a partir del **néctar** de las flores, transformándolo en **miel** gracias a la acción de sus

enzimas salivares. Es una gran alternativa natural al azúcar y mucho mejor alimento para nuestra salud. Posee **gran valor nutricional** y **aporte energético.** Yo la utilizo para mis **cafés, postres** e **infusiones** cuando quiero endulzarlas un poco.

Lo más destacable de la **miel** son sus **hidratos de carbono** como **energía**, sus elementos **antioxidantes** y **enzimas naturales.** Los beneficios de la **miel** son muchos, te enseño los más destacados:

- Supone una extraordinaria fuente de **energía**.
- Es **sedante** y **tranquilizante**.
- Tiene un gran poder para **cicatrizar** heridas externas.
- Mejora el **sistema respiratorio,** aliviando catarros.
- Es un gran **conservante** (no caduca).
- Regula el **tránsito intestinal** (equilibrando estados de diarreas o de estreñimiento).
- Previene **úlceras** de estómago.
- Es un excelente **cosmético**, ya que mejora el estado general de la **piel**, la hidrata, combate el **acné** y el **envejecimiento prematuro**.
- Es un gran **edulcorante natural** (con menos calorías que el azúcar).
- Aunque sube los niveles de azúcar, tiene un **índice glucémico menor**.

Existen distintos tipos de miel: **romero, flores, naranjo**, etc, con distintos beneficios para la salud y en general, cualquier tipo de miel es bienvenida a nuestra cesta. Utilízala sin abusar y será otra **fuente natural de energía** para tu vida.

El olor de comida cocinándose es a menudo relajante.

Daniel handler.

Escritor, novelista y músico.

CONSERVAS VEGETALES. SEGUID AHÍ.

Otra buena forma de consumir verduras es en **conserva**. A la mayoría de las **conservas vegetales** se les añade ácido **cítrico** o **ácido ascórbico (vitamina C)**. Su función es impedir que se desencadenen procesos de **oxidación** en el interior de los envases.

Alcachofas, espárragos, judías, pimientos, setas, champiñones, tomates, apio, acelgas, guisantes, habas, etc... son algunos de los vegetales que más se utilizan para consumir en conserva.

Es una **buena opción** para añadir al carro de la compra, pues aunque su **valor nutricional** sea lógicamente **más bajo** que si las consumimos frescas, siguen manteniendo muchas de sus propiedades.

Como has podido observar desde que empezamos a estudiar el supermercado, siempre he valorado por encima de todo lo **fresco y natural** a cualquier otro formato de alimento y sigo manteniéndolo. Ahora bien, considero que una buena lata de **espárragos, judías** o **setas**, nos puede sacar de un apuro en un momento dado y estaremos alimentándonos de una forma **equilibrada** a pesar de que **perdemos vitaminas y algunos nutrientes más** que en su estado natural.

Algunas verduras, aunque las guardes en la nevera, las congeles o las consumas en conserva, siempre van a tener **el mismo poder antioxidante.** A las **alcachofas, pepinos, escarola, berenjenas, cebollas, calabacines, rábano, pimientos** les ocurre esto.

Algunas verduras como el **apio**, pierden hasta el **100%** de su **capacidad antioxidante** cuando se guardan en conserva. La **remolacha** pierde el **64%**; los **guisantes** el **46%**; las **espinacas** el **32%**; las **acelgas** y las **alubias** el **29%**; los **espárragos** el **25%**; las **judías verdes** el **13%** y el **ajo** pierde el **60%**.

Por lo tanto, comprar verdura en conserva es **la peor forma** de **consumir verduras** (al menos en cuanto a lo que se refiere a sus propiedades antioxidantes), pero puede ser una opción válida **de forma esporádica**.

El **maíz dulce, los palmitos, la zanahoria, la remolacha o los brotes de soja,** son otros de los alimentos que se venden en **latas de conserva.** Los formatos de conservación para estos alimentos suelen ser **al natural** o **agridulce**.

El **maíz dulce** es considerado una verdura, más cuando su grano está maduro en realidad es un **cereal**. Este alimento está **sobrevalorado** y se piensa que es un gran alimento a nivel nutricional pero no es así. Al **maíz** que consumimos en conserva, es decir enlatado, se le **añade azúcar** y **agua**, para garantizar su conservación y este proceso le aporta unas calorías extras, **aproximadamente aporta 100 calorías por cada 100 gramos.** Esto indica que no es un buen alimento para nuestros aliños y ensaladas, además de que su índice glucémico es alto y por lo tanto, perjudicial para nuestro organismo.

La **zanahoria** es mejor tomarla **cruda** en vez de cocinada, pues **pierde fibra** y **gana calorías** ya que en la cocción se eleva su índice glucémico. Al tener mucha vitamina A o niacina, la zanahoria en conserva **previene enfermedades en los ojos, fortalece el sistema inmunitario y tiene propiedades anticancerosas.**

Otros alimentos en conserva como son los **palmitos**, la **remolacha** y los **brotes soja** pueden ser grandes alternativas y según la preparación en conserva, pueden variar sus propiedades y características nutricionales. El **palmito en conserva** se encuentra entre los alimentos **bajos en grasas** y está **cargado de vitaminas** y **minerales** por lo que es una **gran conserva** para consumirla.

La **remolacha** es un alimento **rico** en **vitaminas** y **minerales**. Al igual que el **palmito**, es una hortaliza con **elevadas propiedades energéticas** y también **alto contenido** en **fibra**. La **remolacha** es un alimento de moderado contenido calórico, debido a que tras el agua, los hidratos de carbono son el componente más abundante pero en conserva sigue manteniendo gran cantidad de su valor nutricional. Este tipo de hortaliza, también tiene el visto bueno para poder consumirse sin problemas con ensaladas o en aliños.

Los **brotes de soja** o germinados son una excelente **fuente de vitalidad** y **nutrición** que no pueden faltar en una alimentación sana y equilibrada. Son más ricos en agua, vitaminas, minerales, enzimas y clorofila que las **alubias de soja**, lo que los vuelve más similares a las verduras que a las legumbres.

Bajo en grasa y fuente de vitamina C, tiene innumerables beneficios para nuestra salud, a **nivel óseo, cardiovascular, para la visión** y **fuente energética**, así que a la cesta los brotes de soja.

Recordatorio:

Las **conservas vegetales** son una **muy buena opción para tu salud**, en general **conservan todas sus propiedades nutricionales** y su modo de conserva es **saludable**, por lo que os animo a su consumo.

Con las latas de conserva se puede salir al paso para una comida rápida y de fácil preparación y también se puede alcanzar una verdadera excelencia a nivel nutricional, ya que **mantienen intactas las cualidades nutricionales de los**

alimentos o porque el proceso de elaboración **no modifica en nada la naturaleza de sus proteínas, lípidos y glúcidos.**

La golosina prohibida, siempre es más apetecida.

Anónimo.

GOLOSINAS. TENTACIÓN Y PECADO.

Siento si ahora te amargo el momento, pero me temo que **no te va a gustar lo que te voy a decir.** Tengo que serte sincero y claro con respecto a las **golosinas**, a nadie le amarga un dulce y menos una gominola, pero lo que muchos no saben es que estos dulces tan adictivos **apenas aportan nutrientes y tienen excesivas calorías.**

En la actualidad se han convertido en una parte importante de la **dieta infantil**, resulta **preocupante** que no se hagan estudios precisos sobre sus componentes y sus efectos en la salud.

Están compuestas **básicamente por azúcar,** también contienen **gelatina, espesantes** y productos de origen vegetal que se utilizan para dar consistencia al producto. Se puede decir que **son perjudiciales en el sentido de que no aportan nada al organismo y restan apetito para ingerir otro tipo de alimento con verdadero aporte de valor nutricional**, convirtiéndose en el caso de los niños, en un **peligroso hábito alimenticio**.

En cualquier caso, te diré que es bueno darle un gusto al paladar de vez en cuando, pero siempre **con moderación**, aunque esta palabra brilla por su ausencia en el vocabulario de las "chuches".

A favor tengo que contaros que cada vez hay más concienciación con la salud en el plano alimenticio y podemos ver ya en los supermercados gran variedad de **caramelos sin azúcar** (hay más variedades y la cosa irá a mejor, estoy seguro de ello) o caramelos **mezclados con miel, con frutas o sin gluten para celíacos.** Lo cierto es que el mundo de lo dulce y las golosinas, también se está transformando de forma positiva para nuestra salud.

Al igual que los **chicles**, el hacerlos **sin azúcar** o con **propiedades beneficiosas para tus dientes**, es algo que se está extendiendo y me parece genial para los que nos gusta mascar un chicle después de comer.

Recordatorio:

Las golosinas **no tienen aporte ninguno a nivel nutricional**, son **fuente de azúcar malo** para la salud. Una vez que sepas esto, con moderación podemos tomarlas **de vez en cuando** para **satisfacer nuestro paladar**, pero **con autocontrol** y siendo conscientes de lo que estamos tomando. En los niños hay que controlar mucho su consumo para que no pierdan el apetito y se coman la merienda saludable antes de que devoren la bolsa de "**chuches**". Una vez acabada la merienda, si puede ser el momento para que tu pequeño disfrute.

"El egoísta sería capaz de pegar fuego
a la casa del vecino
para hacer freir un huevo"

Francis Bacon.

HARINAS Y HUEVOS. GALLINAS O TRIGO.

Las **harinas** que tenemos hoy en día en los supermercados ofrecen diversas opciones que antes no teníamos a nuestra disposición y reflejan la demanda creciente de los consumidores para la mejora de la salud.

Algunas harinas, sobre todo las **menos refinadas** y por lo tanto más saludables, son la harina de **soja,** la de **centeno,** la de **maíz** o la harina de **trigo integral.** Éstas tienen un alto contenido en **fibra,** siendo también las que poseen una **menor proporción de hidratos** en comparación con las **harinas refinadas** que son mucho más perjudiciales para la salud. Las harinas menos refinadas son las adecuadas para su consumo, siendo las **integrales** y **centeno** las mejores.

La mayor parte de las harinas **no tienen alto contenido** en grasas y a **mayor refinamiento, mayor**

100

contenido en hidratos, menos fibra y un leve descenso en el contenido proteico.

Ya sabes, si buscas una harina con **más fibra**, con **más proteínas y micronutrientes** así como con un poco **menos de hidratos,** te recomiendo las opciones **integrales** para cualquier preparado que hagas (pizzas, postres, bizcochos, magdalenas, etc...).

Huevos.

El **huevo** posee proteína de **excelente calidad**, eso quiere decir que **aporta todos los aminoácidos esenciales que nuestro organismo requiere.**

Todavía hoy existen muchos mitos y resistencias acerca de su consumo pero ya sabemos que la **yema del huevo no hace subir el colesterol** como antes se pensaba y que **es una fuente de nutrientes completa y fundamental** para nuestra salud.

Investigaciones publicadas en *International Journal of Cardiology* han mostrado que en los adultos con buen estado de salud, **comer huevos todos los días no provoca ni efectos negativos sobre las funciones endoteliales** (marcadores clínicos para la comprobación del estado de salud del sistema cardiovascular), **ni una elevación de los índices de colesterol.**

Así que puedes comerte con toda tranquilidad seis o siete huevos a la semana probando recetas variadas y deliciosas.

Las **claras de huevo** son consumidas por los deportistas debido a su **alto valor proteico** y son un excelente alimento, tanto para desayunar como para la cena. Para hacer una alimentación completa puedes mezclarlas con verduras o ensaladas.

En una dieta equilibrada, baja en grasas, junto con un programa de actividad física, el consumo de huevos y claras es fundamental.

Recordatorio:

Las **harinas menos refinadas** o **integrales** son las ideales para consumir. Los huevos son necesarios y fundamentales en una dieta saludable, se pueden comer sin problema siempre que no haya ninguna restricción médica, de intolerancia o de salud. Las **claras de huevo** para deportistas son uno de sus alimentos diarios y forman la base de una alimentación rica en proteína, tan necesaria para ellos.

Aún no es alcalde y ya quiere comer de balde.
Proverbio mexicano.

PLATOS PRECOCINADOS.
PERMANECED ALEJADOS DE MI.

Los **platos precocinados** pueden ser una salida cómoda y rápida en el ajetreo diario que llevamos pero chocan de forma clara con la idea de alimentación saludable, debido a que al ser preparados varios días o incluso semanas antes de su consumo, los alimentos **pierden parte** de sus propiedades y nutrientes, más concretamente, **se ven afectadas las vitaminas y los minerales.**

La otra **desventaja** es su **alto contenido en sal** y también la **presencia de conservantes** y **colorantes** propios en este tipo de platos que precisamente hacen que se guarden durante más tiempo.

Esto significa reducir su calidad al perder frescura y, por lo tanto, su valor como alimento nutritivo baja considerablemente.

Lo primero a tener en cuenta son las **calorías.** Los menús precocinados con menos cantidad de ellas son la **empanadilla de atún,** la **tortilla de patatas,** las **croquetas de pescado** y las **sopas.** Al elegirlos en el supermercado también es vital observar **el estado que presentan,** tanto en el **embalaje** como en la propia comida y es que aunque por norma todas deberían estar en perfecto estado, en la práctica no siempre es así. Si vas a comprar este tipo de formato comestible, trata también de elegir precocinados **sin salsas grasientas** o similares.

Finalmente, ten en cuenta que estos platos **no son para consumir a diario** sino ocasionalmente, así que **no te acostumbres a ingerir más de tres o cuatro comidas precocinadas al mes como mucho,** aunque como siempre mi consejo personal es que **evites estos alimentos** en la medida de lo posible. Yo lo hago y es muy raro que los consuma porque siempre habrá alternativas mejores a este tipo de formato. Prefiero unas latas o un buen bocadillo de pan integral con un tomate fresco y atún, por ejemplo.

Los **canelones, lasañas, pizzas** y todo lo **congelado** tienes que tener en cuenta que está precocinado y que se encuentra dentro de las características que hemos hablado anteriormente. Igual pasa con los **gazpachos, sándwich** o cualquier otro alimento ya precocinado que puedas encontrar en el supermercado.

Recordatorio:

Los **platos precocinados** son **desaconsejables** para la alimentación. Consúmelos de forma muy esporádica y si no te queda otra opción, pero piensa que siempre vas a tener alternativas mejores. Ya te estoy diciendo lo que pienso de este "invento" de las cabezas pensantes de la industria alimenticia: **NO** entra dentro de nuestra idea de comida saludable.

¿Cena conmigo, señorita Mao?

Sonrío con picardía y acercándome a él

respondo: sólo si yo soy el postre.

Megan Maxwell

Escritora y novelista.

POSTRES. EN TU CASA O EN LA MÍA.

Hablando de **postres**, tenemos que volver a recordar que el principal problema que tienen es su **alto contenido** en azúcares y su **elevado nivel** de calorías y grasas insanas. Tenemos que idear **postres caseros** principalmente, donde nosotros seamos los creadores, añadiendo los ingredientes al gusto, sabiendo exactamente las cantidades que estamos utilizando y el tipo de **ingrediente** que ponemos.

Te hablaré de **ingredientes ideales para postres** y te daré algunas ideas interesantes para que tu dieta se mantenga sana incluso con el postre incluido, ya que muchas veces podemos realizar una comida perfecta y luego dejarnos llevar por el deseo irresistible del azúcar y echar a perder un buen plato por un postre inadecuado. No te voy a dejar sin probar algo dulce y bueno, pero a la vez quiero que sea sano: Tres en uno, que más se puede pedir a la vida.

Si echamos un vistazo a las vitrinas de los supermercados podemos encontrar **arroces de chocolate, flanes, natillas, copas de nata y chocolate, cremas, yogures** y un largo etc. La mayoría de ellos contienen **azúcares añadidos** para que su sabor sea más apetecible y a la vez **más adictivo.**

Mi recomendación es que escojas los que sean **sin azúcares añadidos.** Hoy en día ya podemos ver en las etiquetas esta cualidad, sólo es necesario fijarse en el envoltorio. Este tipo de postres suelen estar colocados juntos en las vitrinas y es la mejor opción para comerse un postre del supermercado, aunque nunca superará a las recetas caseras que puedes hacer en el hogar en pocos minutos. Yo los hago en apenas cinco minutos, los pongo al horno y me olvido hasta media hora después para sacarlo y disfrutarlo. En realidad no se necesita mucho tiempo para comer un buen postre y si te las ingenias hasta puede que no ensucies demasiado la cocina.

Dentro de la oferta del supermercado me quedo con el **flan de huevo sin azúcares añadidos, el requesón** por su **alto valor proteico** y **bajo nivel de grasas** y la **gelatina** también **sin azúcares.** Este último es un postre que además de delicioso, cuenta con importantes beneficios y propiedades. Es recomendable para aquellas personas que padezcan de **problemas digestivos** como pueden ser la **gastritis,** la **hiperacidez,** los **cólicos** y **la colitis.**

También es ideal para personas que sufran de **indigestión,** ya que facilita el proceso de la digestión evitando la aparición de digestiones pesadas, y por ende tener un **sistema digestivo sano.** Contiene

colágeno, y a partir de él grenetina, que viene a ser una **proteína** que es capaz de **aportar nutrientes complementarios para la piel, uñas y cabello**, ayudando a que estén mucho más saludables.

En los más pequeños, son recomendables formando parte por ejemplo de una dieta blanda e incluso para personas de la tercera edad, enfermos o personas que en definitiva se encuentren haciendo algún tipo de régimen alimenticio.

Los **postres vegetales** de **soja** y **bajos en azúcares** son una buena elección principalmente para vosotras las chicas y mujeres, por su alto contenido en estrógenos (hormona femenina).

Para los mejores postres posibles te enseñaré más adelante alguna de mis recetas para postres saludables y a la vez perfectos para la dieta de los deportistas.

Recordatorio:

Los mejores postres son y serán siempre los caseros y hechos por ti, utilizando **edulcorantes naturales** como la **stevia** o la **miel**. En el súper pocos postres podemos salvar de los estantes, los mejores son los que no tienen azúcares añadidos: **Flanes, natillas** y **gelatinas** o **requesón** (por su alto porcentaje de proteína y bajo nivel de grasas).

Si se siembra la semilla con fe

y se cuida con perseverancia,

sólo será cuestión de tiempo recoger sus frutos.

Carlyle, Thomas

Historiador británico.

FRUTOS SECOS. IMPRESCINDIBLES Y APETECIBLES.

Los **frutos secos** son **esenciales** en nuestra alimentación. Aportan grandes beneficios pero la gran mayoría de los que encontramos en el supermercado por desgracia no lo son ¿Por qué? Pues no por ellos en sí, sino por la condimentación que llevan: **sal, azúcares** u otros **aditivos perjudiciales** y por la costumbre de **freírlos** o **tostarlos**, perdiendo así gran parte de su alto **valor nutricional**, además de volverse excesivamente **cargados de calorías**.

Para conseguir todos los beneficios de los **frutos secos** es importante que los consumamos **crudos** y sin **condimentar**. Son **ricos** en **antioxidantes** y nos ayudan a prevenir **enfermedades cardiovasculares**, a reducir los niveles de colesterol "malo" y aumentar el "bueno" Contienen ácidos grasos oleicos y linoleicos además de los tan populares **Omega 3**. Son fundamentales para combatir los **radicales libres,** esas sustancias responsables de la formación de enfermedades degenerativas y el envejecimiento prematuro.

Son excelentes para **disminuir** el **estrés,** la **fatiga** y el **síndrome premenstrual** debido a sus aportes en **ácido fólico** y muy bueno a su vez para **aumentar las defensas en el organismo.** Los **frutos secos** ofrecen **fibra, poca grasa saturada** y **mucha insaturada, proteína vegetal** y **proteínas en general.** Aportan también **minerales, potasio, calcio, fósforo, hierro, zinc,** entre otros.

Es recomendable **consumirlos secos sin salar, sin freír ni tostar,** es decir, crudos como "salen" de la cáscara.

Los mejores frutos secos del supermercado son:

- **Nueces**: es llamado un **"mega alimento"** porque contiene ácidos grasos **Omega 3.**
- **Almendras:** si consumes **23 almendras** tendrás la tercera parte de la **vitamina E** que tu cuerpo precisa cada día. Además, las almendras te protegen de los **radicales libres** y **absorben grasas.**
- **Pistachos:** sirven para saciar el hambre, contienen nutrientes benéficos porque sirven para **reducir los riesgos de padecer degeneración muscular por la edad.**
- **Avellanas**: contienen **ácido fólico** que previene **enfermedades del corazón y degenerativas,** como el alzheimer.
- **Maníes**: si bien pertenecen al sector de las legumbres, muchos los conocen como frutos

secos. Contienen mucho **folato**, que ayuda en el **desarrollo del cerebro** y protege del **deterioro cognitivo**.

Recordatorio:

Los **frutos secos** son buenísimos siempre y cuando los consumamos **crudos** y **sin condimentos. Al natural** aportan **nutrientes esenciales** y muy buenos para nuestro cuerpo. Están prohibidos los que están cargados de **sal, fritos** o **tostados**. Lo ideal es mezclarlos y tomarlos varias veces al día. Un puñado de frutos secos entre comidas o junto a ellas es lo recomendable. Mis preferidos son las **nueces** y las **almendras naturales**, estos no faltan en mi dieta.

El azar tiene muy mala leche y muchas ganas de broma.

Arturo Pérez Reverte

Escritor.

LÁCTEOS Y BEBIDAS VEGETALES. FUERA LA LECHE DE VACA, DENTRO LAS BEBIDAS VEGETALES.

Para hablar de **lácteos** empezaremos opinando sobre la **leche de vaca,** pues hay mucha controversia con este alimento. Personalmente dejé de tomarla hace años y considero que los beneficios que he notado desde que lo hice han sido muy importantes para mí. Ahora tengo **menos alergias** y **congestiones** y **mi nivel de grasa abdominal se vio reducido bastante.** También **desaparecieron las malas digestiones y mi vida es mucho más enérgica y vital que antes.** Sin duda para mí fue un **gran acierto** el desterrar para siempre la **leche de vaca** de mi dieta.

Tomo **leche vegetal**, principalmente de **avena**, aunque hay muchas otras y muy beneficiosas para su consumo.

Quiero hablarte un poco más de la **leche de vaca.** Tiene amigos y también enemigos. Te diré de ella que **carece** de algunos nutrientes: como la **fibra, hierro** o **vitamina C**, **no aporta la proporción ideal de**

aminoácidos, por eso aunque sus proteínas son de buena calidad, no son completas. Es **irritante para el aparato digestivo,** en personas sensibles puede producir cólicos abdominales, agravación del colón irritable y de las úlceras gastroduodenal. Puede agravar la artritis reumatoidea y algunos de sus componentes son **factor de riesgo para enfermedades coronarias:** las **grasas saturadas** y la **caseína** aumentan el **nivel de colesterol en sangre** y también la **lactosa** predispone a padecer **enfermedades cardíacas**. Se desaconseja su consumo ante la presencia de **infarto** y **arterioesclerosis**. Puede ser **causante de cataratas** y está relacionada con **algunos tipos de cáncer** debido a que la mayor parte de la grasa láctea es **saturada**. Existen abundantes evidencias científicas que concluyeron que **el consumo diario de leche de vaca aumenta el riesgo a padecer cáncer de próstata, ovarios y linfomas**. Por supuesto que está prohibida para las personas **intolerantes** a la **lactosa**, siendo el porcentaje de personas intolerantes muy alto en actualidad.

Una de las grandes excusas para seguir consumiéndola es que aporta mucho **calcio**, pero hoy en día conocemos variados alimentos que te pueden aportar la cantidad de calcio necesaria para tu cuerpo sin necesidad de tomar leche de vaca. Estamos hablando de las verduras y hortalizas, legumbres, sardinas etc... y no tenemos ningún motivo para consumir leche de vaca, yo al menos lo tengo bastante claro al respecto.

Dicho esto de la leche de vaca, optaremos por las **bebidas vegetales** como la leche de **avena, almendras, arroz, quinoa**, etc... siempre que no se les añadan azúcares, son una muy buena alternativa a la leche de vaca para tus desayunos. Al principio notarás alguna diferencia pero en poco tiempo la estarás tomando sin ningún problema. Si la notas sin sabor o con un sabor poco apetitoso puedes añadirle una cucharada de **miel natural** y con unos buenos **cereales de avena** y **trigo integrales**, será éxito seguro en pocos días.

En el supermercado encontrarás **leches sin azúcares añadidos y bajas en grasa.** Principalmente verás de **almendras, avena, arroz** y **soja** (esta última genial para las chicas, como ya hemos dicho anteriormente en el libro).

Con respecto a los **zumos envasados** y **mezclados con leche**, te diré lo mismo, opta por no tomar **zumos mezclados con leche de vaca**, no es lo más aconsejable porque contienen azúcares que perjudican nuestra salud. Igual pasa con los **batidos** que son demasiado azucarados y poco saludables. Un gran error que suelen cometer muchos padres es darle a sus hijos de merienda un batido de chocolate ya que esta bebida contiene increíbles cantidades de azúcar y no estará nutriendo lo necesario a los niños. Lo ideal son los zumos **recién exprimidos al natural** y solos (sin azúcar), así obtendrás todas las **vitaminas** y la **fibra** que aporta la **fruta**.

En la sección de **mantequillas** y **margarinas** ha habido controversia en los últimos años sobre cual era mas beneficiosa de las dos para nuestra salud, ¿te digo cual?. **Ninguna.**

Se pensaba que la **margarina** era mejor que la **mantequilla** pero ahora sabemos que los ácidos grasos parcialmente hidrogenados de la **margarina** y muchos alimentos procesados son **dañinos para la salud**, de hecho son más perjudiciales que las grasas saturadas de la **mantequilla**.

Esto no significa que la **mantequilla** sea más sana. El proceso utilizado habitualmente para convertir el aceite vegetal líquido en una grasa con la consistencia de la **mantequilla**, las cualidades de horneado de la manteca y un largo periodo de conservación forma los **ácidos grasos trans**, que habría que evitar en todas las comidas y los aperitivos. Las **grasas trans**, como se las denomina comúnmente **son más peligrosas para el corazón que las grasas saturadas** ya que perjudican muchísimo las arterias, al igual que las grasas saturadas, y hacen aumentar el colesterol *malo* o LDL que puede quedar pegado a las arterias A diferencia de las grasas saturadas, las trans **también reducen el colesterol** *bueno* o **HDL** que elimina estos depósitos.

Las **grasas trans** son todo un veneno para nuestro organismo.

La **mantequilla** no es una opción saludable para el corazón porque sus **grasas saturadas** superan con creces las **grasas trans** de las **margarinas**. Además, la **mantequilla** contiene **colesterol** con lo cual puede incrementar las concentraciones sanguíneas de colesterol en algunas personas.

Cambiando de producto pero no de materia prima, hablaremos ahora de yogures. Generalmente proceden de la **leche de vaca** y ya te he contado suficiente sobre ésta. En el proceso de elaboración la leche se somete a un proceso de fermentación, que también se le suele denominar **leche fermentada** o acidificada, aunque hay que decir que el **yogurt es más digestivo que la leche** y que algunas de las **bacterias** que se emplean en la actualidad tienen efecto contra la **Helicobacter pylori**, el bacilo que causa la gastritis, úlcera gastroduodenal y cáncer de estómago.

Si optas por un **yogurt** que sea **desnatado** y **sin azúcares.** Yo no los consumo habitualmente, prefiero otras alternativas como las que ya te hablé en la sección de postres.

"No ignores los pequeños detalles. Ellos son la llave para el triunfo"

Mensaje encontrado en una galleta de la fortuna.

BOLLERÍA Y GALLETAS. ELIMINANDO LAS GRASAS TRANS.

Te hablaré primero de uno de los principales alimentos a evitar a toda costa y para siempre, hablamos de los **enemigos** de la salud: la **BOLLERÍA INDUSTRIAL**, siempre será mejor alternativa un bocadillo o una tostada antes que un cruasán industrial, ¿por qué?, por esto:

La composición nutritiva de estos alimentos es **muy calórica** y con **abundante grasa (buena parte de ella, saturada o Trans)**.

Cuatro son los **ingredientes básicos** que componen la **bollería industrial: harina, grasa, azúcar y huevo**.

Contienen **grasas trans, mucho azúcar** y **demasiada grasa**, todo un **cóctel maligno** para tu cuerpo. Son **adictivos** y si los tomas prepárate para la **obesidad** y todas las **enfermedades** que traen detrás. Este alimento debería de estar **eliminado de nuestra alimentación y de los supermercados para siempre**.

Muchos de estos alimentos los venden bajo el nombre de "grasas vegetales" a ver si "cuela mejor", pero lo cierto es que pueden esconderse en grasas saturadas, cuyo exceso contribuye al aumento de los niveles de colesterol en sangre.

El consumidor puede encontrarse con un problema a la hora de interpretar el etiquetado nutricional de un producto de **bollería** o de cualquier otro alimento, ya que **los fabricantes no siempre especifican el tipo de grasa que emplean** ,NO LES INTERESA DECIRLO!.

La realidad es que si no se especifica el tipo de grasa que se emplea y sólo aparece el mensaje "grasas o aceites vegetales", lo más probable es que se hayan utilizado **aceites de coco y de palma, de origen vegetal pero ricos en grasas saturadas cuyo exceso puede perjudicar la salud cardiovascular.**

Las "grasas vegetales", las **hidrogenadas** y parcialmente hidrogenadas, son las **más frecuentes** en los productos de **bollería industrial**.

Cada vez más, encontramos en los supermercados en la zona de bollería, productos como por ejemplo, la **magdalena integral** y sin azúcares o con zanahoria, etc, tratando así de añadir **valor** al producto. En realidad puede que parezca más sano de lo que es, pero mi consejo es que si quieres darte un capricho, un **bollo industrial no es lo aconsejable** porque antes siempre puedes entrar a una **panadería casera de toda la vida** que puedas conocer en tu ciudad o pueblo y **comprarte unos roscos de naranja o una torta de almendras** por ejemplo, sabrá mejor y tu salud te lo

117

agradecerá. En este tipo de panaderías caseras donde son los propios dueños del establecimiento los que elaboran sus productos, no encontrarás aditivos químicos ni las temidas grasas trans. Todos los ingredientes así como la elaboración de los alimentos, se realizan de forma natural y mucho más beneficiosa para tu salud.

Otra gran opción es **hacer de repostero en casa**, ya conoces cuáles son los mejores ingredientes y sólo necesitas un poco de información por Internet o libros de cocina y seguro que **tus postres saldrán apetitosos y saludables.**

Galletas.

Con las **galletas** tenemos **mejores opciones saludables** en el supermercado que con la bollería industrial. Cada vez más **el mercado alimenticio opta por galletas beneficiosas para nuestra salud al eliminar grasas y azúcares en su elaboración.** Las **galletas integrales** se imponen entre los consumidores y aumenta la variedad entre ellas.

Galletas digestivas, integrales, con avena, sin grasas saturadas, son una buena opción para darte un pequeño "homenaje" de vez en cuando. A todos o a casi todos nos gustan las galletas y con estas alternativas puedes permitirte su consumo de vez en cuando.

Las **galletas dietéticas** ganan la batalla a las de toda la vida y su consumo aumenta entre la población.

Opciones como **tortitas de avena** o **arroz sin sal**, son un buen alimento entre horas, con pocas calorías y te puede sacia lo suficiente hasta la próxima comida.

Claro que hay que tener cuidado de qué tipo de galleta introducimos en nuestra cesta pues sigue habiendo muchas con más perjuicios que beneficios saludables como las **azucaradas,** con **chocolate, leche, harinas blancas** y **refinadas**, etc...

Recordatorio:

La **bollería industrial** debería estar definitivamente **desterrada** de los supermercados. Está totalmente desaconsejada para su consumo, si optas por un capricho dulce, **vete a una confitería casera de toda la vida** donde sabes que son ellos mismos los que elaboran los productos que venden. Es la **mejor opción** junto con **elaborarlos tú mismo en casa** y utilizando **ingredientes sanos**.

Las **galletas** que sean preferiblemente **integrales, digestivas, mezcladas** con buenos alimentos como **avena, frutos secos** , etc y **sin azúcares añadidos**.

El chocolate hace que todos sonrían
incluso los banqueros
Benneville Strohecker, Chocolatero.

CHOCOLATE. CUANTO ME GUSTAS.

Poca gente conozco a la que no le guste el **chocolate**. Es un auténtico **placer alimenticio** y sin duda debe de ser **terapéutico** para **el cuerpo y el alma**, pero como todo en la vida no puede ser perfecto. El chocolate también tiene sus **imperfecciones**, te las cuento en seguida pero antes espera que me termino la onza que estoy comiendo junto a la estufa. No es por ponerte los dientes largos pero estaba buenísima..., ahora sí:

Sí, **se puede comer chocolate** pero hay que saber cual. No te preocupes que te lo digo: **el chocolate que sea negro, con un porcentaje mínimo de cacao del 75-80 % y que no contenga azúcares añadidos**. Comiendo una onza vamos bien servidos ya que recuerda que en su composición también hay **grasas** por lo que hay que tomarlo con **moderación**.

Hoy en día ya se están elaborando algunos chocolates con el **edulcorante** de moda, la **stevia**, pero comprueba si lleva otros tipos de edulcorantes además de ésta, porque a los fabricantes les encanta poner con grandes palabras en el envoltorio que contiene stevia y luego lees la etiqueta de los **ingrediente** y compruebas que el porcentaje de stevia es bajo y el resto son **edulcorantes químicos**, así que mucho **ojo** con esto.

El **cacao** tanto como en semilla, polvo o en el chocolate posee varias **propiedades** y **beneficios** para la salud debido a su **enorme concentración de minerales y vitaminas.**

Que sepas que el cacao encabeza la lista de alimentos con **propiedades antioxidantes** ocupando el puesto **número 1**, por encima del **té verde, el acaí, el vino tinto y las bayas de Goji.** !!Posee más propiedades que todas ellas juntas!! Tiene un **alto contenido** de **vitamina C**, es una increíble **fuente de fibra** e incluso **serotonina** (sustancia que equilibra nuestro estado de ánimo).

- El **cacao** posee cerca de **300 componentes identificados,** de los cuales la gran mayoría, de una forma u otra, benefician nuestro organismo. En **crudo** le brinda a nuestro cuerpo **altos contenidos de magnesio**, buenas cantidades de **hierro** y **cromo** que son otros dos minerales fundamentales para el buen funcionamiento a distintos niveles de nuestro cuerpo. En el caso del **cromo** su **alto contenido**, ayuda increíblemente para **bajar de peso en las cantidades adecuadas.**

- También es **regulador** del **humor natural.** Puede ayudar, por ejemplo, en un tratamiento complementario para **tratar la depresión** y otros aspectos relacionados con el **humor** y el **ánimo.**

- **Ayuda a regular las cantidades de azúcar en la sangre**.

- Hay quienes sostienen que el **cacao también posee propiedades afrodisíacas** y que es un **estimulante natural del amor**, ¿que más se le puede pedir a este alimento?..., yo creo que poco más.

Recordatorio:

El **chocolate negro** con **75-80 % de cacao puro** y **sin azúcares** es ideal para tomar y la cantidad de una onza al día es una buena opción después de las comidas para saciar esa sólida costumbre que tenemos de postre y que está tan establecida en la sociedad.

Fíjate en el tipo de **edulcorante** que utilizan para su elaboración, la **stevia** es ideal.

Fui al súper a comprar futuro y me dijeron
que estaba en la sección de congelados
Anónimo.

CONGELADOS. DESCONGELADOS.

La sección de **congelados** del supermercado puede estar muy bien pero debemos tener claras unas cuantas cosas. El **consumo de alimentos congelados** se ha popularizado gracias al **ahorro de tiempo** y **dinero** que suponen. Casi **siete de cada diez hogares** consumen **congelados** como mínimo **una vez por semana.**

El **proceso de congelado** del alimento puede hacer que éste **pierda algunas de sus propiedades**, pero no tiene porque ser **alta** esa pérdida. En la actualidad, se utiliza la técnica de la **ultracongelación**, que según los expertos garantiza un **100% del contenido nutricional**, si bien la **pérdida de nutrientes** es casi **imperceptible**, es preciso recordar que siempre hay riesgo de alterar alguna de sus cualidades.

Este proceso de congelación garantiza la seguridad de los alimentos, entre otros, en el caso del **Anisakis,** un parásito presente en el **pescado crudo** que requiere congelación para poder **eliminarlo**.

En los **congelados del supermercado** podemos encontrar **pescados, mariscos, pizzas, alimentos precocinados** como **salteados de arroz, croquetas,** masas para hojaldres o pizzas, albóndigas, empanadillas, pollo empanado, nuggets, revueltos de gambas, salteados de setas o verduras, menestra de verduras, etc… todos estos alimentos nos pueden sacar de un aprieto de forma puntual pero no te acostumbres a consumirlos de forma habitual. De todos los que os he hablado, descarto los alimentos precocinados, por las razones que ya os he explicado en el libro.

Recordatorio:

Los congelados nos pueden sacar de un apuro, pero consumirlos de forma habitual no es lo ideal. El proceso de congelación siempre lleva consigo mínimas pérdidas de nutrientes, nunca va a ser igual a un alimento fresco, pero en algunos casos puede ser una buena alternativa.

"Jamón y vino añejo estiran el pellejo"
Anónimo.

CHARCUTERÍA. AFILA BIEN LA VISTA.

Dentro de la sección de charcutería podemos encontrar los **ahumados, embutidos de jamón york, jamón cocido, panceta, choped, bacon, chorizo, salchichón, salami, queso, paté, sobrasada**, etc...de toda esta gama de productos vamos a elegir las mejores opciones y por supuesto te voy a explicar porqué lo hago:

Ahumados.

El proceso de **ahumado** de algunos alimentos (salmón y bacalao son los principales del supermercado, aunque existen algunos otros) se consigue cuando la madera u otra fuente de humo se calienta, haciendo que el humo se eleve. Los alimentos se colocan encima del humo y adquieren el sabor de ese humo.

Los principales **beneficios** de comer **alimentos ahumados** son sus **nutrientes** y su **bajo contenido de grasa**.

El humo es básicamente **CO2 acompañado de diferentes sustancias que en muchos casos son nocivas para la salud**. Es lo que se conoce como **toxinas** que se desprenden de la combustión. Al someter los alimentos a la **acción del humo**, estas **sustancias nocivas** se acumulan en los tejidos de los alimentos y los impregnan totalmente formando parte de ellos. Estas **toxinas** permanecen en los alimentos **para siempre**, por lo que al comerlos, también **tomamos estas sustancias perjudiciales** para nuestra salud.

Las **toxinas** tienen un **efecto acumulativo** en el organismo que a largo plazo pueden derivar en **problemas más serios**. En su mayoría constituyen un **ataque a nuestras células**. Esta acumulación de componentes tóxicos en el organismo puede ser el origen de **infinidad de enfermedades**, ya que **destruyen las células y las hacen envejecer prematuramente** con lo que ello conlleva para nuestra vida.

Es importante que sigamos una alimentación lo más natural posible. Por suerte hoy en día tenemos otros **medios más saludables de conservación** de alimentos como **el congelado, al vacío** o las **conservas naturales**.

En resumen te diría que **los ahumados nunca deben ocupar un lugar importante en la alimentación**.

Fiambres y embutidos.

Para comenzar a hablarte de los **fiambres** y sus variedades, me gustaría decirte que la mayor parte de los **fiambres** y **embutidos** son **ricos en grasas saturadas** y **colesterol**, así como también poseen gran cantidad de **sodio** (sal).

Los **fiambres** y/o **embutidos** con más **grasa** son las **salchichas, chorizo, morcilla, mortadela** y el **paté**. Se caracterizan por tener una elevada cantidad de proteínas, grasa y **sal** como **conservante**. Dado que se trata de **grasa** mayoritariamente **saturada** y **colesterol**, hacen que se aconseje solamente un consumo de moderado a bajo para este tipo de alimentos.

Sin embargo hay algunos **fiambres muy magros** como son el **jamón serrano** y el **jamón cocido**, así como las **pechugas de pollo** y **pavo**.

Dentro de esta sección la **mejor opción** la constituyen estos últimos. La pechuga de **pavo** o **pollo reducida a la sal**, es la más alta en proteínas y la más baja en grasas, aunque no es un alimento para tomarlo a diario ya que como sabes, **no es un producto fresco**, sino que es **procesado** y mezclado con otras carnes y aditivos que hacen que **no sea recomendable de forma habitual**.

El **fiambre de cerdo** siempre será **más calórico** y su nivel de grasa mucho **más alto** que el de **pavo**. El **chopedd** y la **mortadela** contienen **demasiada grasa** para su consumo por lo que mi consejo es la **pechuga de pavo** y de forma **poco frecuente**. Siempre será mejor pasar por la carnicería y comprar dos filetes frescos de pechuga de pavo sin aditivos, donde las proteínas serán **100 x 100** naturales y procedentes sólo de la carne del propio animal.

No me gusta tomar este tipo de alimentos a los que denominamos fiambres y embutidos por las siguientes cuestiones nutricionales:

- **Carecen de fibra.**
- Al ser productos **cocinados** o **procesados, pierden prácticamente todos sus aminoácidos**, siendo productos carentes de todo **valor nutritivo**, por lo que muchas empresas añaden vitaminas adicionales.
- Su **contenido de agua es relativamente bajo**
- Tienen un **gran contenido de sal**. El exceso de consumo de sal genera a la larga **insuficiencias renales, piedras en los riñones** y **cálculos en la vesícula, problemas de hígado, reumatismo, retención de líquidos, irritaciones intestinales, problemas de sangre, venas (varices) y corazón.**
- Se le añade ya sea **sacarosa, lactosa, dextrosa, glucosa, jarabe de maíz** y/o **almidón**, que son los azúcares más usados en la elaboración de los **embutidos** y los cuales dan sabor y disfrazan la sal. Estos azúcares son **nocivos** para la salud.
- Su contenido en hidratos de carbono es **muy bajo**.

La **carne** es una de las mayores formadoras de **ácido úrico** y **amoniaco**, sustancias que predisponen al **cáncer.**

- A muchas **salchichas**, sobre todo las más comerciales les agregan almidones modificados para darle textura y volumen, mejorar su apariencia, sabor y para hacerlas más baratas.
- Y por último, habría que señalar que la alimentación para el ganado o los animales del consumo humano contiene en la mayoría de los casos **hormonas, antibióticos, tranquilizantes, bolitas de residuos cloacales**, etc.

La Fundación Mundial de Investigación contra el Cáncer recomienda que la gente evite todas las carnes procesadas o al menos disminuyan su consumo de bacon y salchichas. La OMS (Organización Mundial de la Salud) reconoce la evidencia científica que demuestra que el consumo de carnes procesadas tienen relación directa con el cáncer colorrectal, apareciendo en el grupo del tabaco, el alcohol, el arsénico y el amianto como grupo de "probables cancerígenos". Esta es la primera vez que la OMS se alinea con los investigadores especialistas en estudios del cáncer, asegurando que la relación entre consumo excesivo de carne procesada está directamente relacionado con el cáncer colorrectal (causa de muerte de entre 34.000 y 50.000 personas al año).

Quesos.

Para hacer los **quesos,** las leches que se utilizan habitualmente son las de **vaca** (entera o desnatada) aunque también tenemos la leche de **cabra** u **oveja** (en zonas mediterráneas) que dan un sabor más suave al queso.

La grasa de la leche es el nutriente que más influye en el sabor del **queso**. La leche entera es la más rica en grasas, pero en ciertos casos para poder reducir el contenido graso de los quesos se usa su versión **desnatada** o **semi,** lo cual también puede disminuir el sabor del producto final.

Existen muchas variedades de quesos. Los más saludables son **quesos frescos desnatados tipo burgos, ricotas, requesón** o versiones de bajo contenido graso tanto para los niños como para adultos, ya que solo en este tipo de quesos se ve modificado su contenido graso pero no el resto de vitaminas y minerales.

Las personas con **intolerancia** a la **lactosa** o alérgicas, deben tener especial cuidado, restringiendo su consumo o tomando sólo aquellos que su organismo tolera sin generar reacciones adversas.

Patés y sobrasadas.

En general estos productos contienen muchas **grasas saturadas.** Hoy en día los intentan vender como más ligeros pero lo cierto es que siguen siendo un alimento **poco aconsejable** y mucho menos si se toma de forma habitual.

Mi recomendación es que los descartes y si los tomas que lo hagas de forma esporádica. Por parte de los **patés** no te puedo aconsejar su consumo porque, aunque puedan tener algunos **minerales** o **vitaminas**, su alto contenido en grasas hacen que no sean un alimento idóneo.

Recordatorio:

En general no puedo hablarte bien de la sección de charcutería, queda bastante argumentado el motivo de mi recomendación y lo que yo hago es elegir **productos frescos, no procesados.** Cada vez me dejo engañar menos por el "disfraz" que muchos fabricantes les dan a estos productos intentando venderlos como "ligeros", "saludables" o "bajos en grasas". La verdad es que están **llenos de aditivos, de restos de otras carnes y químicos para mantenerlos "comestibles".**

Opta por la **carne fresca** y **recién cortada** siempre que puedas, y prescinde de cualquier condimento que no sea sólo eso, carne.

A beber me atrevo, porque a nadie debo y de lo mío bebo
Anónimo.

BEBIDAS. SED Y VIDA.

Al ser tan amplia esta sección la iré analizando comenzando primero por el **agua**. Existen distintos tipos de **aguas minerales** que son diferenciadas de acuerdo a su grado de mineralización y su composición.

Las aguas minerales son previamente aprobadas por la autoridad sanitaria competente que aprecia sus aspectos **geológicos, físicos, químicos** y **microbiológicos**.

El agua mineral natural llega al consumidor tal y como brota del manantial. En su proceso de envasado se siguen unos rígidos protocolos con el fin de asegurar que su pureza original se mantenga inalterable, ayudando a conservar todas sus propiedades y características naturales.

Mi consejo es que bebas agua **embotellada** y no de cualquier sitio o fuente que te hayan dicho que el agua es potable o que incluso siéndolo, no sepas exactamente su composición, pues los **residuos sólidos** pueden llegar a ser un problema cuando se acumulan en tu organismo.

En los etiquetados de los envases puedes ver el distinto **grado de mineralización** de las aguas y saber exactamente su procedencia y el manantial del que se extrae.

Bebidas alcohólicas.

Creo que puedes intuir lo que pienso del **alcohol** por lo que ya has podido saber de mí. Aún así no te voy a hablar mal de él porque existen por suerte **bebidas alcohólicas** que pueden llegar a ser altamente beneficiosas siempre y cuando **su consumo sea moderado.** Por ejemplo, te diré que me gusta tomar un poco de **vino tinto** en alguna que otra de mis comidas. A lo largo de los últimos años numerosos estudios científicos han probado los beneficios de consumir regularmente vino tinto. Estas propiedades pueden ser capaces de **hacernos adelgazar, ayudar al corazón a mantenerse sano o reducir el riesgo de padecer ciertos tipos de cáncer.**

Muy pocos productos acumulan tantas **cualidades positivas** como el **vino tinto.** Sus innumerables beneficios son y entre ellos destaco que es **aliado contra las grasas, combate bacterias bucales, mejora las funciones cerebrales, reduce riesgo de cáncer, es un gran 'amigo' para tu corazón, cuida tu próstata...** y podría seguir escribiendo beneficios saludables pues son innumerables, así que **con moderación** es sin duda la mejor bebida alcohólica que puedes tomar.

Otra popular bebida alcohólica aceptada socialmente como una bebida más entre nuestras comidas diarias y nuestro tiempo de ocio, es la **cerveza.** Sus beneficios son muchos cuando se consume de **forma moderada.** Estos son algunos de los más destacados:

133

Es una bebida que **hidrata el cuerpo** al estar compuesta en un **93%** de agua, tiene **bajo contenido en sodio, alto nivel de potasio, previene enfermedades cardiovasculares** y si su consumo es moderado, **ayuda al llamado colesterol bueno**. Tiene vitaminas del **complejo B** (esenciales para el sistema nervioso), **sus minerales ayudan a la salud ósea de los huesos, mejora los síntomas de menopausia de las mujeres** y **previene el envejecimiento** por su contenido en **antioxidantes**.

En contra podemos decir que si su consumo es alto, favorece la acumulación **grasa abdominal** por su volumen de calorías. Además la cerveza en exceso puede **producir ardores, acidez** o **reflujo gastroesofágico** pues por su composición, **fomenta la secreción del ácido gástrico**.

Como bebida alcohólica que es, aún en pequeñas cantidades **afecta a las capacidades motoras y a la atención**, por lo que no se recomienda a la hora a la hora de conducir.

Otras **bebidas alcohólicas** también beneficiosas en dosis moderadas son:

- El **vino blanco** tiene muchas de las propiedades del vino tinto, pero algunas en menor grado. Contiene **menos antioxidantes** pero su efecto es similar a la hora de **prevenir enfermedades cardiacas**.

- El **champán** no sólo tiene todas las ventajas del vino blanco, sino que tiene también una propiedad sorprendente: "científicos han encontrado recientemente una correlación entre tomar una o dos copas de champaña al día y el **incremento de la memoria espacial". El champán es tan bueno para el cuerpo como para la mente.**

- **Mojito.** El **ron minimiza el riesgo de tener un infarto cardíaco**, mientras que el **limón** contiene **vitamina C** y **antioxidantes**. Puedes intentar sustituir el azúcar por miel y volverás tu mojito un trago aún más saludable.

- **Whisky.** Para empezar, el whisky es bajo en hidratos de carbono y tiene prácticamente **cero calorías**, además parece casi probado que **puede prevenir ciertos tipos de cáncer**.

- **Brandy.** El brandy es **rico en antioxidantes**, mejora la **función cardiovascular** y reduce el riesgo de **enfermedades cardíacas**.

- **Gin Tonic.** El gin tonic ofrece el interesante efecto de **asentar el estómago**.

Esas serían las bebidas alcohólicas más interesantes para su consumo, siempre y cuando **sea moderado**. No quiero dejar de repetir esto pues de ello dependen sus beneficios o por el contrario sus contraindicaciones.

El hecho de no utilizar refrescos para mezclar el alcohol los coloca como una bebida menos perjudicial de lo que se piensa.

Recordatorio:

El **alcóhol** no es tan malo como creemos siempre y cuando su consumo sea **moderado.** En el podium de las **bebidas alcohólicas** más saludables se encuentra en primer lugar el **vino tinto**, después podemos clasificar a la **cerveza, el vino blanco, champán, mojito, whisky** y **gin tonic.**

La única diferencia entre un capricho y una pasión eterna

es que el capricho dura algo más.

Oscar Wilde

Escritor.

DATE UN CAPRICHO. SIN DUDARLO.

A todos nos gusta lo dulce y lo goloso, o a casi todos porque siempre hay raras excepciones pero muy respetables. Yo no soy una de esas excepciones y me encanta el **chocolate** y otras cosas **"prohibidas"** que andan por ahí entre las pastelerías y confiterías de nuestras calles.

Me gusta poner a prueba mi fuerza de voluntad aunque reconozco que ya **no me cuesta nada no tomar azúcar** con los dulces, pasteles o helados. Mi cuerpo lo ha asimilado perfectamente y **las ganas de tomar azúcar desaparecieron hace bastante tiempo.** Es como si al no tomar esa sustancia, te dieras cuenta de que no sólo ya no la necesitas sino que "no te lo pide el cuerpo". Es una gran sensación la que experimento cuando veo esas apetitosas formas dulces de los mostradores que llaman tanto la atención a la vista pero que no lo hacen de igual manera a mi estómago porque ya sé que no lo voy a pasar mal por no tomarlas, comprendes que incluso no te apetece hacerlo.

Mi estrategia a seguir cuando el estómago me pide algo dulce es simplemente informarme de las diferentes opciones que tengo a mi alcance. Hoy en día puedes encontrar **dulces** y **pasteles** que **no contienen azúcares** en la gran mayoría de las tiendas de repostería. **Los** helados en verano conservan un gran sabor aún **sin azúcar** y con **edulcorantes** como **stevia** o **miel**.

Te he de reconocer que desde que **no tomo azúcar en mi dieta, menos me apetece tomarla.** Cuando llega a mi boca un pastel, un helado o un postre con azúcar, no puedo darle más de dos cucharadas o bocados, mi cuerpo lo identifica y pierdo el apetito por probarlo. Su sabor me parece excesivamente dulce y empalagoso, tanto es así que me llena demasiado y no puedo continuar comiéndolo. En realidad me encanta poder darme cuenta que ha ocurrido esto en mi cuerpo. Sé que es lo mejor para mi salud y no necesito volver a sentir esa necesidad de azúcar en mi organismo.

Una de las mejores recompensas que tiene para mi cuidarse a diario y realizar actividad física de forma habitual es **poder permitirme comer lo que quiera de vez en cuando.** Tengo que reconocer que me encanta la comida y sus placeres y que cuando surge **el deseo** me puedo permitir algo dulce o salado con todo el gusto del mundo y no creas que me siento mal por hacerlo. Para mí es como un premio que me doy a mí mismo por la constancia y la fuerza de voluntad que le pongo a **querer estar sano**. Lo hago sin ningún remordimiento y te aseguro que me sienta de escándalo, pues soy consciente de que al día siguiente volveré a mis **hábitos saludables** sin problema y ese "capricho" habrá pasado a la historia en mi organismo. Éste es uno de los premios que te puedes permitir al llevar una vida saludable y los que tenemos este tipo de vida lo sabemos muy bien y lo disfrutamos muchísimo.

Las personas que solemos cuidar mucho nuestra dieta, me refiero a deportistas y personas que mantienen unos hábitos saludables como forma de vida, nos autopremiamos de vez en cuando por lograr mantener nuestra constancia y voluntad en la línea de la alimentación saludable. Para ello solemos seguir alguna que otra estrategia. Una de ellas sería permitirnos comer un día a la semana alimentos menos saludables que no tomamos a diario o de forma rutinaria como pueden ser una pizza, un dulce, un helado o unas chucherías.

A este día solemos llamarle el **"día trampa"**. Podemos marcar como día trampa por ejemplo, los domingos o cualquier otro día que queramos de cada semana. Esta estrategia tiene su origen en el mundo del culturismo (levantadores de pesas) ya que debido a las dietas tan estrictas y permanentes que mantienen estos deportistas les hace que necesiten de vez en cuando darle a su cuerpo algo apetitoso y menos saludable para salir de esa dura rutina alimenticia que mantienen de forma regular.

El hecho de marcarse un día a la semana como "trampa" sirve de premio a la constancia y libera al atleta de su duro y estricto rigor alimenticio. Se le llama "trampa" porque es un símil de "engaño" a nuestro cuerpo por un solo día, ofreciéndole otro tipo de alimentos, no tan sanos pero lógicamente muy apetitosos. Con ese "engaño temporal" a nuestro cuerpo e incluso a nuestra mente, salimos de la estricta rutina que mantenemos con nuestra alimentación y probamos algunos placeres menos sanos que no tomamos habitualmente.

En ese día los alimentos que comemos, aunque sean menos saludables que los que tomamos de forma habitual, se puede decir que llegan a ser también "**sanos**", si no a nivel físico y para nuestro cuerpo, si a nivel psicológico y emocional. Mantener una disciplina alimenticia saludable y constante de forma permanente y como modo de vida **no es fácil,** y por eso muy pocas personas logran mantenerla. De ahí que ese premio semanal hace que nos resulte menos complicado conseguir y mantener la constancia en la buena alimentación. Una vez probado lo prohibido podemos volver sin problema a nuestra rutina de alimentación sana.

Las **mejores opciones** para tomar "**caprichos saludables**" son los dulces, helados y postres **sin azúcar** y los que **elaboras tú mismo en el hogar** sabiendo los ingredientes que estás utilizando. Otra buena opción son **los que podemos encontrar en las panaderías que tienen su propio horno y son ellos mismos los fabricantes finales de los productos que venden.**

Recordatorio:

Si llevas una **vida saludable** en el plano físico y alimenticio, **disfrutarás mejor los pequeños placeres dulces que tiene la vida sin que decaiga ni una pizca tu salud general.**

Un día **"trampa" a la semana** puede ser una **gran estrategia** para **mantener tu reto saludable a largo plazo** y puede servirte para que no abandones nunca, ni caigas en lo fácil de volver a una vida desordenada e inconsciente con tu alimentación y sedentaria en el plano físico.

Cuando llevas unos meses **sin tomar azúcar**, ya no sólo **no la necesitas**, sino que tampoco te apetece probarla. Tu cuerpo entiende que **no es bienvenida**, tu **energía** y **vitalidad se multiplican** y **desaparece el cansancio crónico de tu vida. Te sientes más despierto y tu claridad mental aumenta increíblemente**.

Si quieres un dulce tómalo **sin azúcar** o con **edulcorante natural** y **miel.** Cómpralo en una confitería donde sabes que lo hacen ellos mismos desde el principio de su elaboración y hasta que llega a tu boca, o hazlo tú mismo en casa con los ingredientes que ya conoces.

La vida saludable no tiene porque dejar de ser dulce, disfrútala.

"Come para vivir y no vivas para comer"

Anónimo.

ALIMENTOS ESTRELLA.
CÓMPRALOS.

Dentro del supermercado podemos encontrar una serie de alimentos a los que vamos nombrar como "**alimentos estrella**". Van a tener un denominador común todos ellos y es su **enorme potencial saludable** debido a sus cualidades **nutricionales** y **curativas** sobre nuestro organismo. Son alimentos que **deberían estar presentes en todas las dietas** y que debemos tomar de forma habitual para elevar de nivel nuestra salud general.

Los alimentos que vamos a pasar a destacar ya los hemos nombrado en el libro, pero ahora los voy a destacar en el siguiente listado como **los mejores alimentos del supermercado**. Empieza a consumirlos si no lo hacías y verás crecer tu salud y multiplicarse. Si ya los estabas comiendo sigue haciéndolo de forma constante e introdúcelos en tu día a día.

Hay muchos alimentos increíblemente buenos para nuestra salud pero ahora vamos a destacar lo mejor entre lo mejor, el "**alimento estrella**" de cada sección por su enorme potencial nutricional.

Los **alimentos estrella** son los siguientes:

- **Frutas:** El limón, la manzana, el kiwi, la piña y la papaya.

- **Verduras:** El brócoli, los espárragos, el pimiento y el ajo.

- **El arroz integral.**

- **Legumbres:** las lentejas, las judías verdes y los garbanzos.

- **Aderezos para la comida:** El aceite de oliva, la cúrcuma y el jengibre.

- **Pescados frescos:** El salmón, la sardina y el arenque.

- **Carnes frescas:** El pollo, el pavo y la ternera.

- **Edulcorantes:** La stevia

- **La miel**

- **Cafés e infusiones:** El café verde y el té verde.

- **Cereales:** La avena y la quinóa.

- **Los huevos.**

- **Frutos secos:** Las almendras crudas y con piel y las nueces.

- **Bebidas vegetales:** La leche de avena y la leche de soja (para la mujeres).

- **El cacao puro desgrasado y sin azúcares añadidos.**

- **El vino tinto.**

- **El agua.**

Todos estos alimentos que te acabo de nombrar poseen **infinidad** de beneficios saludables y son muy recomendables en cualquier dieta siempre que no haya diagnóstico médico desaconsejable por cualquier tipo de enfermedad o alergia.

La mayoría de estos alimentos debemos procurar tenerlos presentes en nuestra alimentación o ir añadiéndolos poco a poco a nuestra rutina alimenticia.

"Quien un mal hábito adquiere, esclavo de él vive y muere"

Anónimo.

ALIMENTOS PROHIBIDOS. NI MIRARLOS.

Al igual que hemos visto los mejores alimentos del supermercado, ahora vamos a enumerar los **peores**. Estos alimentos debemos desterrarlos para siempre de nuestra alimentación porque lo único que van hacer en nuestro interior será perjudicar nuestra salud y mermar nuestras capacidades físicas y mentales.

Me gustaría que entendieras que **no te van a aportar nada bueno** y que lo mejor sería eliminarlos de tu organismo. Debes de poner un poco de voluntad por tu parte y comprender que no sólo están "**vacíos**" nutricionalmente, sino que están causando **graves daños** a tu cuerpo.

Los **alimentos prohibidos del supermercado** y que nunca deben acabar en tu cesta de la compra son los siguientes:

- **Azúcar blanco y los alimentos que lo contengan.**

- **Harinas refinadas (Harinas blancas) en todos sus tipos.**

145

- **Pan blanco y de molde.**

- **Patatas fritas de bolsa tipo snack.**

- **Carnes procesadas:** como las salchichas, hamburguesas o embutidos.

- **Bollería industrial:** los croissants, bollos, hojaldres, pasteles, tartas, etc...).

- **Mantequillas y margarinas.**

- **Chocolates con azúcar y leche que sean altos en grasas y bajos en cacao puro.**

- **Leche de vaca en general:** las más perjudiciales las leches enteras y condesadas.

- **Comidas precocinadas, todos los tipos.**

"De todos los animales de la creación,

el hombre es el único que bebe sin tener sed,

come sin tener hambre y

habla sin tener nada que decir"

John Steinbeck

Novelista estadounidense.

EFECTOS DE UNA MALA ALIMENTACIÓN EN NUESTRO CUERPO.

Son dos los principales problemas que existen en el mundo actualmente relacionados con la nutrición alimenticia en las personas, la **obesidad** y sus consecuencias y el **hambre** con las suyas.

En este planeta hoy en día se enferma por **exceso de comida** o **mala comida** y por **falta de alimentos**, lo que demuestra una vez más en el primer caso (exceso comida) que el ser humano está aún lejos de la moderación o el equilibrio que tanto predica, y para el segundo caso (hambre) se dan cuestiones profundas de desigualdad y discriminación social y política entre seres humanos por el simple hecho de nacer en una parte u otra del planeta.

En la parte "desarrollada" del planeta vemos como **las enfermedades cardiovasculares siguen en aumento y los distintos tipos de problemas relacionados con la obesidad no disminuyen.** Hoy ya podemos saber que **varios tipos de cáncer están estrechamente asociados a malos hábitos alimenticios** y aún así seguimos **sin despertar** y ser **conscientes** de ello.

Muchos padres **siguen maleducando nutricionalmente a sus hijos** sin entender las consecuencias a medio y largo plazo que esto supondrá para sus vidas. Los **médicos** cada vez son más **claros** y **directos** en sus **mensajes a la población,** pero muchísimas industrias y empresas relacionadas con la alimentación siguen pensando solamente en el dinero y el negocio que lleva consigo el inevitable gasto que tenemos que hacer las personas para alimentarnos y mantenernos vivas. Comer es imprescindible y de ello se siguen aprovechando **las grandes industrias del mercado de la alimentación.**

Llevamos viendo muchísimos años en los supermercados alimentos de buena calidad mezclados con otros que ya no deberían encontrarse a la venta por sus deficientes cualidades para la salud.

Ahora empieza a **estar de moda** la **alimentación sana** y el negocio de la alimentación está empezando a ser consciente de ello, pero no nos confundamos, **no lo hace por querer que estemos todos más sano, lo**

hace porque es lo que vende y le interesa implantarlo sólo por el negocio y para el negocio. Por eso debemos **seguir siendo críticos** a la hora de **elegir** los alimentos que ingerimos, pues esto del negocio varía cada día y **no podemos permanecer pasivos** a cambios que sean perjudiciales para nuestra salud.

Las **consecuencias** de una **mala alimentación** son más serias de lo que la gente suele suponer y por eso es necesario aprender una buena educación y conocimientos en el campo de la nutrición. No es necesario que te hagas experto, pero si debes conocer lo más importante en dicha materia.

Sin duda una **buena alimentación** es **esencial** para mantenernos **sanos física** y **mentalmente.**

Las causas de la mayoría de las personas que llevan una mala alimentación suelen ser los **malos hábitos** que se han ido adoptando desde la **infancia.** Sigue habiendo muchas personas sedentarias, por lo que **se consumen muchas más calorías de las que se gastan** resultando este **desequilibrio** en la **acumulación de grasas**.

Los principales efectos de una mala alimentación en nuestro organismo son los siguientes:

1. Obesidad o soprepeso, cansancio y menor capacidad de energía para emprender tus objetivos, metas u obligaciones laborales.

2. Alta presión arterial (hipertensión).

Según la **OMS** (Organización Mundial de la Salud), las complicaciones de la hipertensión causan anualmente **9,4 millones de muertes**. La hipertensión es la causa de por lo menos el **45% de las muertes por cardiopatías** y el **51% de las muertes por accidente cerebrovascular.**

La **hipertensión** se **puede prevenir** modificando factores de riesgo relacionados con el comportamiento, como **la dieta malsana, el uso nocivo del alcohol o la inactividad física**. El tabaco puede aumentar el riesgo de complicaciones de la hipertensión.

3. Enfermedades cardiovasculares

Según la **OMS, 17 millones de personas** murieron por enfermedades cardiovasculares en 2008; **23,3 millonesde personas** podrían morir por **ECV** en 2030; El consumo de **tabaco,** una **dieta malsana** y la **inactividad física aumentan el riesgo de infartos de miocardio y accidentes cerebrovasculares.**

La realización de **actividad física** durante al menos 30 minutos todos los días de la semana ayuda a **prevenir los infartos de miocardio y los accidentes cerebrovasculares.**

Comer al menos **cinco raciones** de **frutas** y **hortalizas** al día y **limitar** el consumo de **sal** también ayuda a prevenir los infartos de miocardio y los accidentes cerebrovasculares.

4. Depresión

Está demostrado que el **exceso de peso** se asocia con un **mayor riesgo de sufrir cuadros depresivos.** La depresión es un trastorno mental frecuente que afecta a **más de 350 millones de personas en el mundo;** Es la **principal causa mundial de discapacidad** y contribuye de forma muy importante a la carga mundial de morbilidad; Afecta **más a la mujer que al hombre;** En el peor de los casos **la depresión puede llevar al suicidio.**

5. Diabetes

En el mundo hay más de **347 millones de personas** con diabetes. Se prevé que la diabetes se convierta en el año **2030** en la **séptima causa mundial de muerte.**

Treinta minutos de **actividad física** de **intensidad moderada** casi todos los días y una **dieta saludable** pueden **reducir drásticamente el riesgo de desarrollar diabetes tipo 2.** La diabetes tipo 1 no puede prevenirse.

6. Cáncer

Más del **30% de los cánceres** se podrían prevenir principalmente evitando **el tabaco, tomando alimentos sanos, realizando alguna actividad física y moderando el consumo de alcohol.** En 2012 murieron de cáncer **8,2 millones de personas.**

7. Mal funcionamiento cerebral

Las dietas ricas en vitaminas **B,C,D y E** y **ácidos omega-3** se recomiendan para un **buen funcionamiento cerebral**, mientras que las altas en **grasas trans, aceleran el envejecimiento cerebral** empeorando por tanto su correcto funcionamiento.

Las dietas altas en azúcar son muy tóxicas; disminuyen el nivel de vitamina E en sangre, pueden provocar somnolencia, irritabilidad o incapacidad de concentrarse.

Además de una **correcta alimentación**, el ejercicio **mejorará la circulación de sangre hacia el cerebro** y por tanto su correcto funcionamiento.

8. Envejecimiento acelerado

Comer en **exceso** y **alimentos inadecuados** produce una aceleración del envejecimiento celular.

Alimentos con **alto contenido en azúcar, la bollería, carnes rojas y cualquiera que este excesivamente frito pueden acelerar el envejecimiento.** Los alimentos con un **alto nivel de antioxidantes**, como el **té verde, protegen a las células de los radicales libres y previenen el envejecimiento prematuro.**

9. Problemas de sueño

Tanto el **irse a la cama con apetito** como **irse habiendo comido demasiado**, pueden producir **problemas de sueño.** Además de comer en exceso, se debe evitar también los alimentos muy picantes, los altos en grasas y los que puedan producir gases o indigestión.

10. Menor autoestima

Un buen físico ayuda a una **autoestima positiva**, al igual que **tener sobrepeso la puede disminuir**.

Por otra parte, **comer en exceso** puede provocar **sentimientos de depresión**, culpa o vergüenza e **interferir con los niveles de azúcar en sangre, lo cual altera los estados de ánimo positivos.**

11. Problemas de indigestión

La indigestión, la sensación incómoda que se da en la parte superior del abdomen tras comer, puede producirse por comer **alimentos altos en grasas, bebidas con gas, alcohol o cafeína.**

EFECTOS DE UNA BUENA ALIMENTACIÓN EN NUESTRO ORGANISMO.

Por suerte, cuando empezamos a **comer bien,** nos implicamos de verdad y de forma disciplinada en ello, nuestro cuerpo muy pronto da **signos de agradecimiento** en forma de **vitalidad, energía** y **claridad mental.** Nos volvemos mucho más **activos, seguros** y **pensamos** de una forma más **eficaz** y **beneficiosa** para nosotros mismos. La **fuerza de voluntad** es la clave para conseguirlo y como casi todo en la vida, el **esfuerzo,** la **constancia** y la **autodisciplina** son las que nos llevan a los **principales y más importantes objetivos vitales.**

La **alimentación** es **uno de los factores más importantes para obtener la energía que el cuerpo necesita a diario.** En pocas palabras es el **combustible** que te llevará por el camino que elijas hacia tus propósitos vitales.

Una **dieta equilibrada** es muy importante en los seres vivos y hace referencia a una buena nutrición con respecto a los alimentos que ingerimos. Estos contienen nutrientes y proporcionan energía y materiales básicos que el cuerpo utiliza para crecer y cuidarse. Los **micronutrientes**, que son (vitaminas y minerales), suelen estar presentes en cantidades mucho menores, pero **sin ellos el metabolismo del cuerpo no funcionaría.** Los seres humanos necesitan una mezcla de todos los alimentos para obtener los nutrientes adecuados en cantidades debidas. Esta mezcla es la que se denomina "**dieta equilibrada**" y **es uno de los factores más influyentes de la salud mental (intelectual) y física (corporal)**. En pocas palabras se puede decir que la **adecuada alimentación** proporciona **vitaminas, proteínas, minerales** y **calorías necesarias** para un **buen rendimiento físico** e **intelectual**.

La salud es lo **más preciado** que se puede poseer y la **belleza** un ideal a perseguir. El mantenimiento de ambas es sin duda una empresa ambiciosa que se puede lograr sin altos costos, sólo con el cuidado de la alimentación y un estilo de vida sano. **Adquirir hábitos saludables a la hora de comer no es fácil, pero será un factor positivo a lo largo de la vida.**

Los **efectos positivos** de la buena alimentación son también visibles desde que iniciamos el **gran reto**.

Los **principales beneficios** de una **buena alimentación** en nuestro organismo son:

1. El mantenimiento de funciones normales del cuerpo.

Esto incluye **mejor aprendizaje, balance del pH corporal en los tejidos, estabilización y regulación de sistemas como la presión sanguínea, reparación de tejidos y el mantenimiento de niveles apropiados del azúcar en la sangre.**

2. Mantenimiento de peso.

Tener un **peso adecuado** para la estatura y composición individual **promueve una presión** saludable, y reduce el riesgo de desarrollar enfermedades como diabetes y disfunciones del corazón.

3. Prevención de enfermedades.

Esto incluye **prevención del cáncer, enfermedades de los tejidos, invasiones parasíticas e infecciones bacterianas**.

4. Pasar un buen comienzo a futuras generaciones.

La buena nutrición es **vital** para tener **embarazos saludables** y traer al mundo bebés **fuertes** y **sanos**. También aumenta y asegura el **bienestar del sistema inmunológico**.

5. Proporcionar alivio de estrés.

Reduce el efecto negativo de las drogas, apoya el sistema inmunológico, ayuda al cuerpo y la mente a mantenerse **calmada** y **desarrollar** la **habilidad de manejar la ansiedad**.

6. Un aspecto clave para tener buena nutrición es evitar el exceso

Es necesario comer sólo las cantidades que nuestro organismo necesita y no caer en los **excesos alimentarios** que hoy en día vemos en nuestra sociedad de consumo.

7. El **agua** es **esencial para** el funcionamiento del cuerpo, **el** movimiento de nutrientes hacia el interior de las células y la **eliminación de residuos**.

8. Al proveer la comida **adecuada** al cuerpo, se le permite trabajar a **máxima capacidad**, manteniéndolo a la persona **saludable, feliz** y en **buenas condiciones físicas durante años, con beneficios que se extienden por generaciones**.

Un hombre demasiado ocupado para cuidar su alimentación

es como un mecánico demasiado ocupado

para cuidar sus herramientas

Proverbio.

UN DÍA CUALQUIERA EN MI ALIMENTACIÓN.

Ahora que estamos en la recta final del libro y que ya conoces los distintos alimentos que tienes a tu alcance para que tu salud se mantenga en buen estado y puedas disfrutar de la vida lo más plenamente posible, quiero compartir contigo **un día cualquiera en mi alimentación**.

Como sabes ya, soy deportista aficionado y mi actividad física es alta e intensa por lo que debo intentar darle a mi cuerpo el mejor "combustible" posible y las cantidades necesarias para que este **estilo de vida** encaje mejor en su engranaje inseparable: **deporte-alimentación**.

Mi forma de comer podría servir perfectamente para cualquier persona, incluso para las que realizan una actividad física moderada. La única diferencia serían las cantidades a tomar y las necesidades proteicas de cada persona según la actividad física que realice, por lo que no voy a especificar cantidades exactas ni nada parecido. Además yo tampoco lo hago, es decir, que no mido las cantidades que como, ni soy deportista profesional ni considero que sea necesario, ya que mi propia experiencia y el conocimiento de mi propio cuerpo, me bastan para saber cuánto comer en cada momento del año y según los objetivos físicos o deportivos.

Lo ideal es hablar con un nutricionista profesional para que nos realice un estudio personalizado y así poder establecer una dieta medida en nutrientes y calorías necesarias según nuestro peso, estatura e índice de grasa corporal. Este tipo de estudio es para establecer **dietas personalizadas** para conseguir distintos objetivos o por prescripciones médicas o de enfermedad. Lo que he pretendido con este libro es crear una **alimentación sana para todos**, para cualquier tipo de persona, realice la actividad que realice, sea más o menos deportista, pues **la alimentación saludable no conoce de distinciones entre los seres vivos.**

Este que te presento es un **día cualquiera de mi vida en mi alimentación** desde que me levanto hasta que me voy a dormir:

Desayuno.

Lo primero que hago antes de comer ningún alimento es **beber agua**, un vaso como mínimo **aunque no tengas sed.** Tu cuerpo necesita hidratarse para empezar el día y es lo que le debes proporcionarle antes de empezar a desayunar.

La opción ideal es la siguiente:

Exprimir un limón entero mezclado con agua es una bebida ideal en ayunas. Sus beneficios son increíbles porque **el jugo de limón ayuda a eliminar los materiales no deseados y las toxinas del cuerpo.**

Tiene muchísimos beneficios como los siguientes: ayuda a mantener la salud del tracto urinario; el ácido ascórbico (vitamina C) que se encuentra en los limones posee efectos antiinflamatorios y se utiliza como apoyo complementario para el asma y otros síntomas respiratorios; mejora la absorción de hierro en el cuerpo, equilibra los niveles de ph, ayuda a eliminar la acidez total del cuerpo incluyendo el ácido úrico en las articulaciones; la vitamina C es vital para una piel sana y radiante ya que su naturaleza alcalina mata algunos tipos de bacterias conocidas por causar acné.

El limón te da **energía** y mejora tu estado de ánimo, es uno de los pocos alimentos que contienen iones con carga más negativa, proporcionando a tu cuerpo más energía cuando entra en el tracto digestivo. Además promueve la curación de heridas y es un nutriente esencial en el mantenimiento de la salud de los huesos, tejido conectivo y cartílagos

Los limones ayudan a aliviar el dolor dental y la gingivitis, **hidrata tu sistema linfático** mediante la hidratación y la reposición de los fluidos perdidos en el cuerpo, ayuda a perder peso y es rico en fibra pectina, que ayuda a combatir los antojos.

Como ves, es increíble lo que puede hacer el jugo del limón en tu cuerpo eh! Un alimento tan básico y simple puede mantenerte en la mejor forma y la más saludable posible. Sólo con ese hábito diario estás proporcionando salud a tu organismo, yo lo tomo muy a menudo y me va genial.

Pasados unos minutos de haber tomado el zumo de limón, comienzo a preparar mi desayuno que normalmente consiste en una taza de leche de avena con copos de avena y cereales integrales sin azúcares y media cucharada de miel, la cual le da un dulce sabor a los cereales.

A continuación tomo un puñado de nueces crudas o almendras también crudas y con piel. Por supuesto sin sal y sin ningún aditivo en los frutos secos. Seguidamente me como una tortilla con un huevo entero y añado unas cuantas claras más para tomar una cantidad más alta de proteínas, como ya te dije, los deportistas siempre tenemos que aumentar la ingesta de proteínas en las comidas debido a nuestra alta actividad física.

Cuando tengo la tortilla terminada y cocinada sin apenas aceite en la sartén, le añado un poco para que no se pegue También le hecho canela espolvoreada por encima de la tortilla. La canela es un condimento buenísimo tienen innumerables beneficios y es un magnífico regulador de los niveles de glucosa en sangre.

Justo después suelo tomar algún suplemento específico como un multivitamínico o colágeno con magnesio (lo recomiendo si tu actividad física es la de un deportista). Por último tomo un té verde sin azúcar ni edulcorantes.

Pasada una hora u hora y media del desayuno, me gusta tomar una pieza de fruta (puede ser una manzana, una piña, una papaya o un kiwi, cualquiera que tengas del tiempo va perfecta).

Si la mañana va a ser larga, vuelvo a realizar otra comida, digamos que sería el segundo desayuno de la mañana. Este desayuno lo hago si aún me quedan unas dos horas y media o tres para almorzar. Esta segunda comida del día podría ser un zumo de naranja natural exprimido y sin azúcar y media tostada o entera (dependiendo del hambre y de mi estómago) integral con tomate natural rayado y atún escurrido al aceite de oliva reducido de sal.

Para comer a medio día, podría servir un plato rutinario para mí: arroz integral con verduras y un chorreón de aceite de oliva por encima con orégano u otras especies que te gusten. De segundo pechuga de pollo a la plancha sin sal, una ensalada variada de acompañamiento y un poco de vino tinto.

Mi postre podría ser perfectamente una onza de chocolate negro puro, con cacao 70% sin azúcares (con stevia), por darme el capricho de algo dulce después de comer.

No tomo fruta junto con la comida y no es recomendable hacerlo porque los azúcares naturalmente presentes en la fruta (fructosa) no ayudan al estómago cuando se dispone a digerir los alimentos. Yo recomiendo que la fruta se tome entre horas y con el estómago vacío o acabado el proceso de la digestión. De esta manera, las vitaminas y minerales de las frutas se absorven mejor por el organismo con el estómago vacío.

A las dos horas o dos horas y media de haber comido, vuelvo a tomar una pieza de fruta variando en la medida de lo posible las frutas que tomo durante el día.

Para la media tarde realizo una merienda donde puede estar presente en forma de hidratos de carbono otra vez el arroz integral (menos cantidad que al medio día) o sustituirlo por tortas de arroz integral o de avena sin sal o por un boniato cocido o al horno y algo de verdura. Normalmente utilizo como fuente de proteína para la tarde las latas en conserva (atún en aceite de oliva bajo en sal, caballa, sardinas, etc…) y un puñado de frutos secos crudos es suficiente para aguantar hasta la cena.

En la cena tomo verduras a la plancha o al vapor (cualquier verdura es buena) o ensaladas variadas con pepino, tomate, brotes de hojas tiernos, zanahoria cruda, pimiento crudo, etc…, las voy alternando cada día, añado pimientos, brócoli, calabacín, berenjenas, ajo, cebolla, etc… y a veces acompaño a la verdura con boniato (hidratos de carbono).

Como fuente de proteína ideal para la noche es el pescado. Un buen filete de salmón a la plancha o al horno es ideal o cualquier otro que sea fresco (sardinas, merluza, lubina, etc…) también es bien recibido por mi estómago.

Una infusión relajante después de cenar suele estar presente habitualmente junto a mis cenas.

Como puedes ver, no suelen pasar más de tres horas o tres horas y media de una comida a otra. Intento realizar unas cinco o seis comidas al día, así mi metabolismo permanece activado y acelerado durante todo el día y evito ganar grasa corporal.

Como es lógico, voy variando comidas a lo largo de los días, aquí solo quería que vieras un día cualquiera en mi alimentación. Por ejemplo alterno días con unas buenas lentejas de verduras, que a mi madre le salen buenísimas o unas alubias con arroz integral o garbanzos para comer legumbres en la dieta, ya que son muy importantes y fuentes de proteína vegetal.

Varío los pescados y las carnes así como los platos de acompañamiento de estos. Combino diferentes tipos de ensaladas utilizando todo lo que tenga a mi disposición en la nevera y el armario, y mezclo verduras diferentes así como la forma de saltearlas para que las comidas no se conviertan en rutinarias y aburridas.

Cada época del año es diferente. En verano me gusta estar más delgado y aunque el aumento de deporte aeróbico me ayuda mucho también en esta época bajo el nivel de "caprichos" (dulces, comidas caloricas , etc...). Con ese mínimo sacrificio, y sin dejar de comer casi las mismas cantidades de comida durante todo el año, bajo el índice de grasa corporal y puedo lucir los ansiados abdominales que a los deportistas que nos gustan los retos, nos agrada conseguir. La verdad es que el sacrificio no es tanto cuando mantienen una línea de alimentación equilibrada y saludable rica en verduras, frutas y baja en grasas malas todo el año.

Esa sería mi alimentación en un día cualquiera de forma súper resumida. Como te dije al principio, la alimentación de cada persona es diferente y hay muchos condicionantes por el medio (tipo actividad física, intensidad, estatura, peso, tipo de actividades laborales y un largo etc...). No pretendo que imites esta dieta, sólo quiero que te sirva como ejemplo de una dieta para una persona deportista a la que le gusta cuidarse y mantener su peso ideal todo el año.

Después de años intentando mejorar y perfeccionar mi alimentación y estilo de vida saludable, he conseguido encontrar el equilibrio dietético que necesito para rendir al máximo en todos los aspectos de mi vida.

Comer es una necesidad

pero comer de forma inteligente

es un arte.

La Rochefoucauld

Escritor francés.

RECETA PARA HACER BARRITAS PROTEICAS Y ENERGÉTICAS CASERAS Y SALUDABLES.

Te voy a contar ahora como hacer barritas energéticas y proteicas que van geniales cuando te pica el hambre y no quieres tomar algo insano o también para cuando acabas de entrenar. Son barritas caseras que hago yo mismo en la cocina de casa y en pocos minutos, sin necesidad de ensuciar casi nada y sin perder demasiado tiempo en la elaboración. A ver qué te parece la idea:

BARRITAS PROTÉICAS PARA DESPUES DE ENTRENAR

Cogemos un recipiente de plástico que se pueda cerrar porque habrá que moverlo bien después de mezclar los ingredientes. Utiliza si tienes una coctelera de batidos y ahí mezcla los ingredientes rápidamente y sin ensuciar ningún recipiente más.

Añade a la coctelera lo siguiente:

1. **Claras de huevo, entre medio vaso y tres cuartos.**

2. **Un huevo entero.**

3. **Leche de avena, 1/3 de vaso.**

4. **Harina de avena molida (si es posible con sabor a chocolate, si no pues harina de avena normal), entre cuatro o cinco cucharas grandes y bien llenas.**

5. **Un sobre de levadura.**

6. **Dos cazos de proteína de suero de leche en polvo (sabor chocolate). Me refiero a los cazos que van con el bote de proteína para los batidos, si no consumes proteína de suero, puedes añadir más claras de huevo a la mezcla y será suficiente.**

7. **Una cucharada grande de miel (Abundante cucharada).**

8. **Dos sobres de stevia en polvo o también en líquido.**

9. Un puñado de nueces sin cáscara y partidas en pequeños trozos.

10. Un puñado de pasas.

11. Tres cucharadas grandes de cacao desgrasado en polvo sin azúcares añadidos.

Mezcla bien todos los ingredientes en la coctelera y una vez mezclados, añade a un recipiente adecuado para meter al horno. Cuando tengamos en el recipiente la mezcla, añadimos unos copos de avena por encima como adorno y lo metemos al horno.

Hornea a temperatura media, entre 180º – 200º.

Para saber cuando está listo nuestro "invento", introducir un cuchillo o tenedor en el interior del bizcocho y si al sacarlo no sale untado, tu postre proteico estará listo para sacarlo del horno. Suele hacerse en unos 20 o 30 minutos dependiendo de la temperatura que le pongas al horno.

Una vez cocinado lo puedes cortar en forma de barritas y llevártelo al gimnasio liado en papel film o en algún tuppers para tomar después de entrenar o después de tu ruta en bici o de salir a correr.

Si lo quieres aún más dulce puedes añadir un poco de mermelada baja en azúcares o más cantidad de miel, eso ya depende de ti. Puedes ir probando con las cantidades orientativas que te he ido diciendo. La verdad es que yo ya le he cogido el punto y me salen cada vez más buenas y lo mejor de todo es que sabes que son saludables y están llenas de proteínas, hidratos sanos y grasas beneficiosas para tu cuerpo.

BARRITAS ENERGÉTICAS PARA TOMAR DURANTE TU ENTRENO EN BICI O RUNNING.

Para las salidas de distancias largas corriendo o en bici puedes tomar las siguientes barritas energéticas que preparo en casa en cinco minutos:

Ingredientes:

1. 60 g higos secos.
2. 70 g orejones o albaricoques secos.
3. 60 g ciruelas pasas sin hueso.
4. 160 g de dátiles deshuesados.
5. 115 g nueces sin cáscara.

Picamos todos los ingredientes en la picadora durante unos 3 minutos. Si la mezcla se queda muy seca, añadir más ciruelas pasas .

Cuando este hecha una masa homogénea, la aplastamos bien y le damos forma rectangular y la metemos al horno entre dos papeles especiales para horno. También se puede hacer en un molde, pero siempre utilizando papel de horno para que no se pegue.

Una vez horneada, la metemos a la nevera durante una hora para que se compacte bien y listo!, tenemos barritas energéticas caseras mil veces más saludables que cualquier barrita que compres en el supermercado o en tiendas de nutrición deportiva.

Con esta cantidad que te he dado, deben de salir unas 14 o 15 barritas aproximadamente para poder repartir bien toda su energía durante los entrenos largos.

Salud y a disfrutarla!

Esforzarte para llevar una nutrición adecuada,

es la mejor inversión para tu cuerpo y mente que puedes hacer

Anónimo.

LAS MEJORES FRASES MOTIVADORAS PARA CUIDAR TU ALIMENTACIÓN.

1. La comida que comes puede ser la más poderosa forma de medicina o la forma más lenta de veneno.

2. Sobre el 80% de la comida en los estantes de los supermercados en la actualidad no existían hace 100 años.

3. Somos lo que comemos, pero lo que comemos nos puede ayudar a ser mucho más de lo que somos.

4. Comer comida saludable es la forma más simple y solución correcta para librarse del exceso de peso y llegar a ser saludable y delgado para siempre.

5. Hoy en día, más del 95% de las enfermedades crónicas esta causada por la comida, ingredientes

tóxicos, deficiencias nutricionales y falta de ejercicio físico.

6. El doctor del futuro no tratará más al ser humano con drogas; curará y prevendrás las enfermedades con la nutrición.

7. Controlar un peso correcto no es una ciencia complicada. Nuestro cuerpo esta hecho de comida que comemos durante el día a día. Si tenemos sobrepeso o somos obsesos, lo seguro es que la comida que comemos es poco saludable.

8. El hábito de llevar una dieta sana, junto al de hacer ejercicio, es el mejor que puedes adoptar para llevar una vida enérgica y larga.

9. Una adecuada nutrición no solo te dará una vida más larga, mejorará su calidad y tu bienestar durante todos tus días.

10. Cuando comes comida poco saludable, no ves los efectos a corto plazo, pero se puede decir que es como poner un ladrillo más al muro que te separará del bienestar y salud.

11. Una dieta saludable no solo te mantiene delgado y en forma; fortalece tu mente y por tanto ayuda a mejorar todas las áreas de tu vida.

12. Llevar una dieta saludable es valorar y ser agradecido a la vida, comer comida basura es negar el regalo que se te ha dado.

13. Una nutrición sana y variada es la clave para prevenir enfermedades, tener energía para disfrutar de la vida y sentirnos fuertes para superar los obstáculos.

14. La vida mental y física interaccionan, una persona físicamente sana tiende a mejorar su salud mental y una persona sana mentalmente tiende a mejorar su salud física.

15. Suponer que la comida es la única fuente de felicidad es negar todos los estímulos que nos ofrece la vida. Come lo justo y tendrás un físico saludable para disfrutar de todo lo que la vida te puede ofrecer.

CONCLUSIÓN FINAL.

Para terminar y ya que nos encontramos en el final del libro, solo me queda agradecerte tu tiempo si has llegado hasta aquí y decirte que mi única intención ha sido la de orientarte y explicarte de la forma más sencilla posible la diferencia entre una buena compra de alimentos en tu supermercado habitual y una compra que pueda repercutir a medio y largo plazo en tu salud, pues lo peligroso de esto es que la enfermedad no aparece de la noche a la mañana, se va manifestando a lo largo de una rutina y malos hábitos acumulados en el tiempo y de repente un día piensas que ha llegado sin avisar pero eres tú quien ha estado dándole fuerza mediante alimentos insanos a lo largo del tiempo.

La intención de escribir este libro ha sido la de compartir contigo mis conocimientos adquiridos a lo largo de los años en el tema alimenticio y si te sirve de ayuda para que tu salud se vuelva mas fuerte y resistente, me habré dado por satisfecho.

Antes de concluir quiero explicarte que de nada servirá que cuides al máximo tu alimentación e incluso tu cuerpo con actividad física diaria si descuidas tu interior o tu equilibrio metal y emocional. Al igual que te hablé de la asociación deporte-alimentación, te diré que cuides por igual mente y espíritu, pues el cuidado del plano físico sin la atención al plano metafísico, (plano intangible que no se puede tocar ni apreciar a través de los sentidos básicos que conocemos, tacto, gusto, vista, olfato y oído) carecerá del necesario equilibrio entre todos los planos y realidades existentes.

Quiero que mantengas una actitud mental y psicológica positiva ante cualquier circunstancia que ocurra en tu vida, que des amor a las personas y te olvides de tu ego, pues siempre tratará de condicionarte de forma negativa para alejarte del verdadero objetivo vital. Me gustaría que seas fiel a ti mismo y que te quieras tanto como para poder querer a los demás, que salgas y que disfrutes la vida a tope pues solo así tendrá sentido todo esto.

He escrito este libro desde el interior, utilizando valores personales y aplicando mi personal forma de ser he mantenido como firme valor principal la sinceridad en mis palabras, la humildad en los conocimientos que he podido adquirir y a aprender desde pequeño y el cariño y respeto hacia ti lector, que aunque no nos conozcamos, he de decirte que desde que abriste la primera página del libro, has sido mi principal motivación para escribir desde el corazón toda la información que has leído y que puedas considerar útil y práctica para tu beneficio.

Nada más por mi parte, solo desearte una vez más que no decaigas nunca en el empeño de lograr una vida plena y que recuerdes que la parte nutricional es solo uno de los pilares para conseguir llevar la vida equilibrada que deseas. La mejor opción posible que existe para disfrutar al máximo de este viaje misterioso que es la vida, es cuidar tu cuerpo, tu mente y tu alma.

La palabra ambición suele considerarse casi siempre con connotaciones negativas por parte de muchas personas y culturas pero en este propósito no lo es, en la vida hay que ser ambicioso e intentar sacarle todo el jugo que podamos a nuestros días en la tierra, manteniendo el equilibrio en nuestras acciones y pensamientos porque la moderación debe de ser parte de nuestro éxito.

Junto con la parte nutricional como uno de lo pilares importantes de una vida plena, tenemos la parte de la actividad física, que juntas englobarían lo que llamo cuidado y respeto por tu plano físico.

El cuidado y respeto por tu plano mental (equilibrio y control de tu mente y pensamientos), sería otro de los grandes pilares de una vida plena y como tercer pilar importante tenemos el cuidado y respeto por tu plano espiritual (alma). Debemos de protegerlos a los tres por igual, pues son la base de nuestro éxito y el de toda la humanidad.

Todos estos pilares de vida los iré trabajando en profundidad y para tu beneficio a través de diferentes temáticas en los siguientes libros que me encuentro escribiendo. Para mi sería un honor poder reencontrarme contigo próximamente y seguir sirviéndote de ayuda y compañía para andar juntos y a través de la lectura, el camino del crecimiento personal y espiritual en busca del ansiado amor incondicional.

Nuestro objetivo debe de ser cuidar todos los planos existentes, sin olvidar o subestimar ninguno de ellos, así nuestra vida irá por el camino que deseamos, nuestras metas serán alcanzables y el sentido de la vida en este planeta será completo para todos, porque el único y mayor propósito que existe en la vida es el crecimiento para ser una mejor persona cada día, el único fin verdadero es tener la vida que hemos deseado y cumplir con la misión por la que hemos venido a esta "realidad", la de ayudar a los demás y aprender el amor incondicional hacia todas las cosas y personas para aportar nuestro amor en la mejora de toda la humanidad y todas las especies con las que compartimos esta experiencia. Sólo desde esta perspectiva vital podrás ser mejor persona y por lo tanto mejor alma para toda tu existencia.

Vivir no es sólo existir, sino existir y crear, saber gozar y sufrir y no dormir sin soñar. Descansar, es empezar a morir.   Gregorio Marañón Médico y escritor español.

AGRADECIMIENTOS.

A mi familia y amigos por quererme y aceptarme.

A la vida por haberme dado la oportunidad de estar aquí compartiendo con todos esta experiencia vital.

A mi alma por no dejarme llevar a la oscuridad y enseñarme la luz.

A mis guías espirituales por protegerme cuando pensaba que estaba solo.

Gracias por el tiempo que le has dedicado a leer "De la cesta de la compra depende tu salud". Si te gustó este libro y lo has encontrado útil te estaría muy agradecido si dejas tu opinión en Amazon. Me ayudará a seguir escribiendo ebooks para que sirvan de ayuda a cuantas más personas mejor. Tu apoyo es muy importante. Leo todas las opiniones e intento mejorar cada día en mi propósito de vida. Puedes dejar tu opinión en la página de este libro en Amazon haciendo un poco de scroll hacia abajo en el apartado "Opiniones de clientes", "Escribir mi opinión" en Amazon.es o en "Customer Reviews"- "Write a Customer Review" en Amazon.com.

¡Gracias por tu apoyo!

Por último recuerda que en la dirección:

www.luisgarre.com/regalo

puedes descargarte mi ebook gratuito "Experiencias físicas para comprender la Eternidad" como muestra de mi agradecimiento hacia ti.

Si lo deseas también puedes visitar mi web:

www.luisgarre.com

www.ingramcontent.com/pod-product-compliance
Lightning Source LLC
Chambersburg PA
CBHW072045280526
45788CB00006B/2193